W0253551

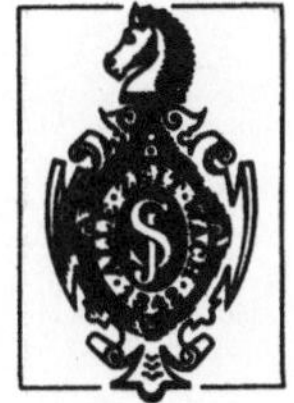

E. Martin, P. Nawroth (Hrsg.)

Fachübergreifende Aspekte der Hämostaseologie

Mit 23 Abbildungen und 29 Tabellen

Springer-Verlag
Berlin Heidelberg New York
London Paris Tokyo
Hong Kong Barcelona Budapest

Prof. Dr. E. Martin

Klinik für Anaesthesiologie, Universität Heidelberg,
Im Neuenheimer Feld 110, 69120 Heidelberg

Priv.-Doz. Dr. P.P. Nawroth

Universität Heidelberg, Innere Medizin I
Universitätsklinik
Bergheimer Straße 58, 69115 Heidelberg

ISBN-13:978-3-540-58054-6

Die Deutsche Bibliothek – CIP-Einheitsaufnahme
Fachübergreifende Aspekte der Hämostaseologie ; mit 29 Tabellen / E. Martin ; P. Nawroth (Hrsg.). – Berlin ; Heidelberg ; New York ; London ; Paris ; Tokyo ; Hong Kong ; Barcelona ; Budapest : Springer, 1994
ISBN-13:978-3-540-58054-6 e-ISBN-13:978-3-642-93561-9
DOI: 10.1007/978-3-642-93561-9
NE: Martin, Eike [Hrsg.]

Satz: Fotosatz-Service Köhler OHG, Würzburg
SPIN: 10470257 21/3020 – 5 4 3 2 1 0 – Gedruckt auf säurefreiem Papier

Vorwort

Die ersten beiden Heidelberger Symposien über Hämostase in Anästhesie und Intensivmedizin hatten ein so gutes Echo gefunden, daß 1993 das dritte Symposium stattfand. Die zentralen Themen waren wieder Fragen der praktischen Medizin, die von Experten verschiedener Disziplinen zum Teil beantwortet, zum Teil aber – dem offenen Charakter des Symposiums entsprechend – auch kontrovers diskutiert wurden.

Veränderungen in der Betrachtung des Gerinnungssystems und neue Aspekte der Hämostaseologie, bis hin zu Ausblicken auf die Gentherapie, waren ebenso Themen wie labormedizinische Fragen und Fragen der Virussicherheit von Plasmaprodukten. Deutlich wurde bei allen Themen die Bedeutung der Gefäßwand und wie wichtig fachübergreifende Aspekte sind. Erste Abteilungen für „Vaskuläre Medizin" zeigen den Trend auf: Hämostaseologie ist nicht mehr die esoterische Beschäftigung mit einzelnen Patienten mit seltenen Gerinnungsstörungen. Die moderne Hämostaseologie hat in der Intensivmedizin, z.B. bei der Sepsis, ebenso ihren Platz, wie bei der Behandlung organtransplantierter Patienten. Sie muß theoretische Fragen nach der Rolle von Gerinnungsfaktoren in der Zellbiologie ebenso beantworten können, wie die Frage des Blutungsrisikos nach Gabe von Thrombozytenaggregationshemmern.

Daß dabei auch immer die Frage der Qualität (nicht nur in bezug auf das Infektionsrisiko) der eingesetzten Therapeutika beantwortet werden muß, zeigten die lebhaften Diskussionen zu diesem wohl auch in der Zukunft aktuellen Thema.

Die gute Akzeptanz dieses dritten Symposiums läßt hoffen, daß die Reihe aktueller, auf den praktisch tätigen Kliniker, ausgerichteten Symposien in Heidelberg eine Fortsetzung finden kann.

Heidelberg, April 1994 *E. Martin, P. Nawroth*

Autoren

AULMANN, M.
Chirurgische Klinik, Laboratoriumsmedizin, 69120 Heidelberg

FRIEDRICH, R. J.
Abteilung für Transfusionsmedizin, Universitätskliniken, 37075 Göttingen

KIENAST, J.
Medizinische Klinik und Poliklinik der Westfälischen Wilhelms-Universität, Abteilung Innere Medizin A, Albert-Schweitzer-Straße 33, 48129 Münster

KLEINSCHMIDT, ST.
Abteilung für Anaästhesiologie und Intensivmedizin, Universitätskliniken, 66421 Homburg/Saar

KÖHLER, M.
Abteilung für Transfusionsmedizin, Universitätskliniken, 37075 Göttingen

MESTERS, R.
Medizinische Klinik und Poliklinik der Westfälischen Wilhelms-Universität, Abteilung Innere Medizin A, Albert-Schweitzer-Straße 33, 48129 Münster

NAWROTH, P. P
Medizinische Universitätsklinik I, Bergheimer Straße 58, 69115 Heidelberg

OSTERMANN, H.
Medizinische Klinik und Poliklinik der Westfälischen Wilhelms-Universität, Abteilung Innere Medizin A, Albert-Schweitzer-Straße 33, 48129 Münster

PATSCHEKE, H.
Klinikum Karlsruhe, Medizinisch-Diagnostisches Institut, Moltkestraße 14, 76133 Karlsruhe

SCHRAMM, W.
Abteilung Hämostaseologie, Ziemssenstr. 1, 80336 München

SEYFERT, U. T.
Abteilung für Klinische Hämostaseologie und Transfusionsmedizin, Universitätkliniken, 66421 Homburg/Saar

SPANNAGL, M.
Abteilung Hämostaseologie, Ziemssenstr. 1, 80336 München

WENZEL, E.
Abteilung für Klinische Hämostaseologie und Transfusionsmedizin, Universitätskliniken, 66421 Homburg/Saar

WIEDING, J. U.
Abteilung für Transfusionsmedizin, Universitätskliniken, 37075 Göttingen

Inhalt

Inhalt

Hämostaseologie – Quo vadis? Die Vaskuläre Medizin, ein Bench und Bedside verbindendes Fach

P. P. Nawroth

Die Entwicklung der Hämostaseologie

Es ist anerkannt, daß die „Gerinnung" bei fast allen physiologischen und pathophysiologischen zellulären Reaktionen beteiligt ist (s. unten). Diskrepant zu diesem breiten Anspruch der Hämostaseologie steht das Unwissen, denn außer dem Nachweis der Beteiligung der Gerinnung, kann in den meisten Fällen weder der molekulare Mechanismus, noch die physiologische Bedeutung der Beteiligung von Gerinnungsreaktionen in der Physiologie und Pathophysiologie angegeben werden.

Die Breite des Faches Hämostaseologie wurde von Virchow schon 1856 durch seine Trias [15] festgelegt: Stase – Hyperkoagulabilität – Veränderung der Gefäßwand. Einer dieser drei Parameter ist bei fast allen nachfolgend genannten zellulären Reaktionen verändert.

Erkrankungen mit Beteiligung der Gerinnung:

Degenerative Gefäßerkrankungen:
Arteriosklerose, Diabetes mellitus, Aneurysmabildung.

Thrombotische Gefäßerkrankungen:
Thrombose, Herzinfarkt, Apoplex, Lungenembolie.

Entzündliche Gefäßerkrankungen:
Vaskulitis, Transplantatabstoßung, Infektionserkrankungen, Verbrauchskoagulopathie.

Gefäßneubildung:
Tumorwachstum und Metastasierung, Hämangiombildung.

Varia:
Epilepsie, Alzheimer, Pemphigus vulgaris,
EPH-Gestose, HELLP-Syndrom,
Herzinsuffizienz,
postoperative Gerinnungsaktivierung,
Hypoxie.

Martin/Nawroth (Hrsg.)
Fachübergreifende Aspekte der Hämostaseologie

Physiologische Reaktionen mit Beteiligung der Gerinnung:

Blutstillung und Hämodilution,
Ovulation, Menstruation,
Embryoimplantation, Organogenese,
Zellproliferation,
Wundheilung,
Regulation des Gefäßtonus,
Zellproliferation.

Angesichts dieser Vielzahl von physiologischen und pathophysiologischen unter Beteiligung der Gerinnung ablaufenden Reaktionen, ist es verwunderlich, daß die Hämostaseologie in den letzten Jahrzehnten sich fast ausschließlich auf ihre Themen Hämophilie und Thrombophilie konzentrierte. Dies ist durch die historische Entwicklung des Gebietes erklärbar:

1964 wurde durch Davie und Ratnoff die „waterfall sequence for intrinsic clotting" beschrieben [3]. Dem folgte die Isolation und biochemische Charaktierisierung der plasmatischen Gerinnungsfaktoren. Es wurden immer mehr Aktivatoren der Gerinnung beschrieben, die als Proteasen einander aktivieren können, so daß eine kaum übersehbare Vielfalt von einander abhängigen enzymatischen Reaktionen in vitro entstand [6] (Abb. 1). Diesen prokoagulanten Reaktionen wurden antikoagulante entgegengestellt, zumeist Inhibitoren vom Serpintyp, die aktivierte prokoagulante Gerinnungsfaktoren binden und inaktivieren können. Zusätzlich wurde mit dem aktivierten Protein C ein Enzym entdeckt, das aktivierte Kofaktoren der Gerinnung enzymatisch inhibieren kann. Neben dem Gleichgewicht prokoagulanter und antikoagulanter plasmatischer Reaktionen wurde auch ein System entdeckt, das das Endprodukt der Gerinnungsaktivierung, die Fibrinbildung und Fibrinolyse reguliert [6].

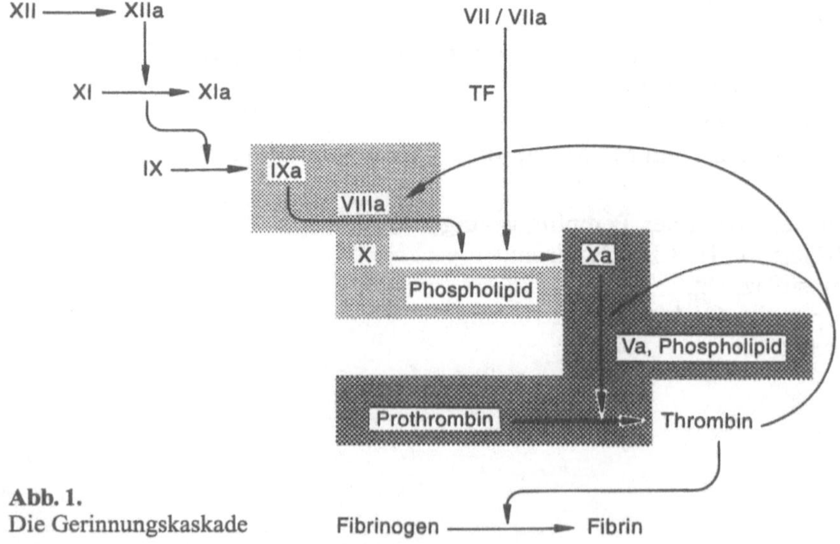

Abb. 1.
Die Gerinnungskaskade

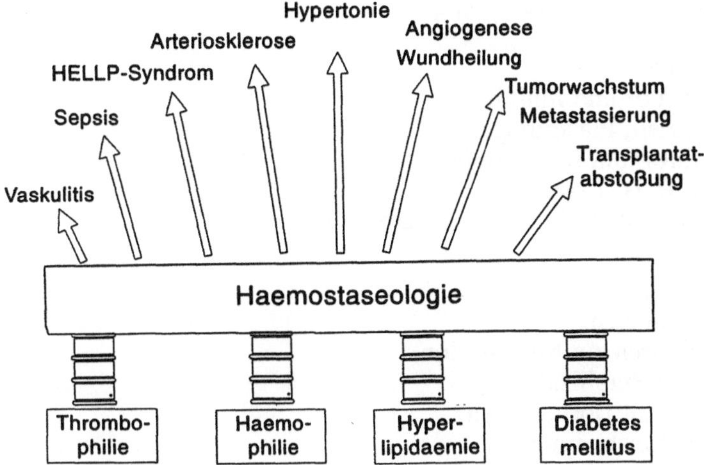

Abb. 2. Die Hämostaseologie als Basis der „Vaskulären Medizin"

So entwickelte sich die Hämostaseologie zu einem Fach, das in einer Kombination aus Labor und klinischer Medizin sich den plasmatisch meßbaren und ersetzbaren Faktoren zuwandte. Die Schwerpunkte wurden die inzwischen klassischen Säulen des Faches (Abb. 2): die Thrombophilie und Hämophilie. Bei der Thrombophilie wurden Risikofaktoren, wie z.B. Mangel an Inhibitoren, meßbar und therapeutisch ersetzbar. Zusätzlich wurden Medikamente etabliert, die eine überschießende oder unerwünschte Aktivierung der Gerinnung verhindern. Bei der Hämophilie wurden plasmatische Gerinnungsfaktoren beschrieben, die bestimmbar und ersetzbar sind. Bei den Formen der Hämophilie, die durch Verlust zellulärer Bestandteile bedingt sind, wurden Verfahren der Substitution entwickelt. Auch für die Lyse unerwünschter Fibrinbildung wurden therapeutisch einsetzbare Proteine etabliert. Das labormedizinisch-diagnostische sowie das therapeutische „Werkzeug" des Hämostaseologen sind in folgender Übersicht aufgelistet:

Das „Werkzeug" des Hämostaseologen:

Labor:

- *globale Gerinnungstests*
  Quick, PTT, TZ, Blutungszeit.
- *Parameter der Hämophilie Diagnostik:*
  Fibrinogen, Faktor XIII,
  Faktor VIII, IX, X,
  Protein Z,
  Thrombozytenzahl und Funktion (Plättchenaggregation, Thrombelastogramm, Bestimmung der Thrombozyten Glykoproproteine), Mangel an Plasminogenaktivator Inhibitor.

- *Parameter der Gerinnungsaktivierung:*
  Antithrombin III,
  Protein C, Protein S,
  Plasminogenaktivator und Inhibitor,
  Euglobulin Lyse Zeit, Plasminogen,
  Thrombin-Antithrombin III-Komplexe,
  Fibrinopeptid A, B, B-β 1-42,
  Fibrinogenspaltprodukte, Fibrinmonomere, D-Dimere.
- *Therapie:*
  Heparine, Hirudine,
  Vitamin K Antagonisten,
  Plasmatische Faktoren zur Substitution,
  „Fibrinkleber“ und Stabilisatoren,
  Fibrinolytika und Antifibrinolytika,
  Plättchenaggregationshemmer.

Mit diesem scheinbar detaillierten, theoretischen und therapeutischen Rüstzeug sollte die Hämostaseologie eigentlich nicht nur ein erfolgreiches, sondern auch ein eigenständiges Fach sein. In der Bundesrepublik ist die Anzahl der eigenständigen Abteilungen für Hämostaseologie rückläufig, obwohl die Anzahl der aktiven Mitglieder der Gesellschaft für Hämostase und Thromboseforschung ansteigt. Letzteres zeigt ein steigendes wissenschaftliches und klinisches Interesse an diesem Fach. Dies führt zu der Frage, wo die Defizite der Hämostaseologie der letzten 30 Jahre liegen und welche zukunftsweisenden Konzepte die Hämostaseologie heute bietet.

Wenn man in der geschichtlichen Entwicklung der Hämostaseologie versucht Trendwenden zu erkennen, so kann man nach der Beschreibung der Virchow-Triade und der damit folgenden Definition der Hämostaseologie als „Vaskuläre Medizin“ eine zweite Phase abgrenzen, in der das Hauptaugenmerk auf den plasmatischen Gerinnungsfaktoren und den Thrombozyten als essentielle Zellen der Hämostase lag. Die Beschränkung auf die Hämophilie und Thrombophilie wurde seit den 80er Jahren in Ländern wie z. B. Holland, Belgien und den USA aufgegeben und das Virchow-Konzept der „Vaskulären Medizin“ wieder aufgegriffen. Dieser strukturellen Entwicklung lagen wissenschaftliche Erkenntnisse zugrunde.

Es wurde deutlich, daß die Gerinnung nicht nur im Plasma stattfindet, sondern daß sie aktiv in viele zelluläre Prozesse eingebunden ist. Die Möglichkeit in vitro Endothelzellen, glatte Muskelzellen, Fibroblasten und Monozyten/Makrophagen zu untersuchen, erweiterte zunehmend das Verständnis der Hämostaseologie, als einem integralen Bestandteil zellulärer Physiologie.

Die Hämostaseologie als Teil der Zellbiologie

Beispielhaft sei aufgeführt, daß heute anerkannt ist, daß die Gerinnung nicht ein inertes System ist, welches als enzymatische Kaskade an negativ geladenen Phospholipidoberflächen in Abhängigkeit von Kalziumionen abläuft, sondern daß zelluläre Rezeptoren, zusammen mit negativ geladenen Oberflächen die Gerinnung regulieren [12]. Rezeptoren, die von zur Proteinsynthese fähigen Zellen exprimiert werden, unterliegen der Regulation und Modifikation durch die exprimierende Zelle.

Zelluläre Regulation der Gerinnung

Früher wurde der Begriff „extrinsische" Gerinnung für die von Oberflächen, wie extravaskulären Zellen, initiierte Aktivierung der Gerinnungskaskade, zur Abgrenzung von der Aktivierung durch das intrinsische System (Faktor XI, XII) gebraucht [6]. Im Gegensatz dazu wurde von „intrinsischer" Gerinnung gesprochen, wenn die Aktivierung über HMWK, Faktor XII und XI erfolgte. Jedoch ist heute bekannt, daß HMWK z.B. von Endothelzellen exprimiert wird, so daß auch die „intrinsische" Gerinnung nicht als reine plasmatische Aktivierung der Gerinnung, sondern ebenso wie die Tissue Factor – Faktor VII initiierte Aktivierung der Gerinnung letztlich „extrinsisch", d.h. zellvermittelt stattfindet.

Außerdem ist die klassische Gerinnungskaskade, wie sie im Reagenzglas nachweisbar ist, nicht mit der In-vivo-Situation vereinbar. Dies beruht auf der Beobachtung, daß Mangel an Faktor XII zu einer Hämostasestörung in vitro führt, jedoch ist Faktor XII Mangel nicht mit einer Hämophilie verknüpft. Im Gegenteil, durch seine Bedeutung in der Aktivierung der Fibrinolyse ist Faktor XII Mangel mit einem erhöhtem Thromboserisiko verbunden, der erstbeschriebene Patient mit Faktor XII-Mangel, Herr Hageman, starb an einer fulminanten Lungenembolie. Wie wird dann die Gerinnung aktiviert?

Beschrieben wurde eine zelluläre Aktivierung der Gerinnung durch ein Protein, das durch Hypoxie in Endothelzellen induzierbar ist [10], durch Bindung von Faktor X an Mac-1 an Monozyten/Makrophagen [2] und durch Tissue Factor [9], dem Gewebsthromboplastin. Ebenso können Zellen der Gefäßwand HMWK exprimieren und so die Basis der Bildung des Faktor XI aktivierenden Komplexes bilden.

Tissue Factor ist der Faktor VII-Rezeptor. Faktor VII/VIIa gebunden an Tissue Factor kann Faktor IX zu IXa und X zu Xa aktivieren [9]. Tissue Factor wird in einem normalen Gefäß nur abseits der plasmatischen Gerinnungsfaktoren exprimiert, d.h. in der Adventitia [4]. Daraus resultierte das Konzept der „Grenzbildung", der stärkste Initiator der Gerinnung deponiert an allen Grenzflächen, an denen eine Aktivierung der Gerinnung zur Erhaltung der Integrität eines Organes notwendig sein könnte. Eine Ergänzung erfuhr dieses Konzept, als erkannt wurde, daß nicht nur in monozytären Zellen, sondern auch in Endothelzellen Mediatoren der „Host-Response", wie z.B. Endotoxin, Interleukin-1 und Tumor-Nekrose-Faktor, Tissue Factor induzieren können [12]. Damit rückte das Endothel als regulierbare Zelle in das Interesse der Hämostaseologie. Durch Induktion der Tissue Factor-Expression konnte die Gerinnungskaskade am Endothel initiiert werden [11]. Da das Endothel Rezeptoren für Faktor IX besitzt, kann an seiner Oberfläche der Tenase-Komplex, bestehend aus Faktor IXa, VIIIa und X aktiviert werden. Da das Endothel Faktor V exprimiert, dessen Phosphorylierung in seiner zellulären Bedeutung bisher nicht verstanden ist, kann Faktor Xa den Prothrombinasekomplex, bestehend aus Faktor Va und X, am Endothel bilden, so daß Prothrombin zu Thrombin aktiviert werden kann [7, 8, 11].

Thrombin kann nicht nur prokoagulant aktiv sein, es wird am Endothel auch an Thrombomodulin gebunden [5]. An Thrombomodulin gebundenes Thrombin ändert seine Substratspezifität, es kann nicht mehr Thrombozyten aktivieren und Fibrinogen zu Fibrin spalten, es aktiviert an Thrombomodulin gebunden Protein C. Aktiviertes Protein C ist antikoagulant, denn zusammen mit seinem Kofaktor Protein S inaktiviert es die essentiellen Kofaktoren des Tenase- und Prothrombinasekomplexes, Faktor Va und VIIIa. Damit besteht an der Oberfläche des Endothels ein rezeptorabhängiger pro- und antikoagulanter Pathway der Gerinnung, der unter Kontrolle von Mediatoren der „Host Response" ist (Abb. 3). TNF und Interleukin-1 (das durch Thrombin im Endothel induziert wird) induzieren nicht nur Tissue Factor-Expression, sondern supprimieren auch Thrombomodulin, so daß das Gleichgewicht der Gerinnung einseitig zur Fibrinbildung verschoben wird. Denn auch der Plasminogenaktivator Inhibitor-1 wird durch Zytokine induziert [12]. Daß dies auch in vivo zu einer Fibrinablagerung am Endothel führen kann, wurde in einem Kaninchen und Mausmodell gezeigt [7, 8].

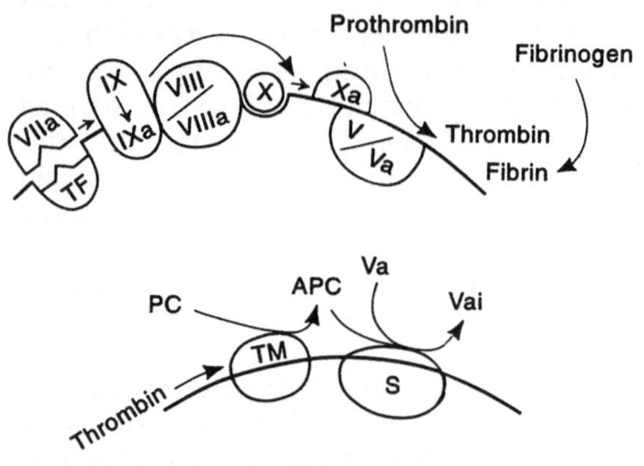

Abb. 3. Regulation der Gerinnung am Endothel: Endothelzellen, wie auch Monozyten/Makrophagen, können stimuliert werden, Tissue Factor zu exprimieren, der dann als Rezeptor für Faktor VII die Gerinnungskaskade anstößt. Da Endothelzellen Faktor V synthetisieren, steht er für die Bildung des Prothrombinasekomplexes zur Verfügung, ist aber limitierend, was die geringe Thrombinbildung am Endothel, im Vergleich z.B. zu stimulierten Thrombozyten, erklärt. Die gebildete Thrombinmenge wird nicht nur durch die geringe Menge an verfügbarem Faktor V, sondern auch durch Thrombomodulin kontrolliert, das Thrombin bindet, dessen Substratspezifität zu einem antikogulanten, Protein C aktivierendem Enzym moduliert. Aktiertes Protein C kann aktivierten Faktor Va und VIIIa inaktivieren und so die Thrombinbildung kontrollieren. Stimuli, die Tissue Factor induzieren, supprimieren gleichzeitig Thrombomodulin, so daß durch Stimulation ein unidirektioneller Shift in Richtung Fibrinbildung erfolgt

Die Aktivierung der Gerinnung ist mit der Zytokinfreisetzung verknüpft, da Thrombin Interleukin-1 Synthese im Endothel induzieren kann und Zytokin die Synthese von Tissue Factor induzieren. Die Freisetzung von Zytokinen durch aktivierte Gerinnungsfaktoren (Thrombin induziert Interleukin-1 Synthese im Endothel) belegt die Teilnahme der Gerinnung an allen Reaktionen, bei denen die „Host Response" aktiviert ist (s. oben). Die Gerinnung ist aber auch mit proliferativen Prozessen verknüpft, denn Faktor Xa und auch Thrombin können einen wichtigen Wachstumsfaktor, den „Platelet Derived Growth Factor" vom Endothel freisetzen.

Wie eng zelluläre Proliferation mit der Gerinnung assoziiert ist, ist auch daraus ableitbar, daß Tissue Factor ein „immediate early gene" ist, d.h. ein Gen, das unabhängig von Proteinsynthese direkt aktiviert werden kann [1]. Aktivierung des Tissue Factor-Gens erfolgt bei Übergang einer ruhenden Zelle in die S-1 Phase, d.h. Tissue Factor-Expression ist gekoppelt an die Zellproliferation. Dies kann nichts mit der Hämostase zu tun haben, denn erstens liegt immer genug Tissue Factor extravasal vor, um die Hämostase zu gewährleisten und zweitens käme die transkriptions- und translationsabhängige Tissue Factor-Synthese zu spät, um ein Verbluten zu verhindern.

Regulation der Zellphysiologie durch die Gerinnung

Daher suchten wir nach Funktionen von Tissue Factors, die unabhängig der Hämostase sind und mit der Zellproliferation assoziiert sind. Wir benutzten Tumorzellen als Modell, da diese konstitutiv Tissue Factor exprimieren. Ausschalten des Tissue Factor-Gens, ebenso wie Überexpression von Tissue Factor durch rekombinante Techniken, veränderte nicht das Proliferationsverhalten der Tumorzellen in vitro. Das bedeutet, daß Tissue Factor assoziiert ist mit der Zellproliferation, ohne daß er für das Anheften der Zellen an die Kulturschale oder die Zellteilung nötig ist. Um zu testen, welche Bedeutung Tissue Factor für Tumorzellen hat, wurden die stabil mit Tissue Factor antisense (exprimieren keinen Tissue Factor mehr), Tissue Factor sense (überexprimieren Tissue Factor) oder truncated Tissue Factor cDNA (exprimieren ein biologisch inaktives Molekül) transfizierten Tumorzell-Linien in vivo in einem Mausmodell getestet. Es wurde gezeigt, daß die Tissue Factor abhängigen Zellen viel schneller wuchsen, als die Kontrolltumoren oder die ohne Tissue Factor. Als Mechanismus dieser Induktion des Tumorwachstums durch Tissue Factor konnte nachgewiesen werden, daß Tissue Factor die Angiogenese reguliert [16]. Tissue Factor exprimierende Tumorzellen haben eine erhöhte Transkriptionsrate für das VEGF/VPF-Gen, das eine wichtige Rolle der Angiogenese von Tumoren spielt [13, 14] und eine erniedrigte Transkriptionsrate für das antiangiogenetisch aktive Thrombospondin. Demnach spielt Tissue Factor eine zentrale Rolle bei der Zellproliferation dadurch, daß er die Angiogenese und damit die ausreichende Energieversorgung des wachsenden Gewebes ermöglicht. Dies ist ein Beispiel für neue Felder, in denen sich zur Zeit die Hämostaseologie etabliert.

Wohin entwickelt sich die Hämostaseologie?

In mehreren Ländern wurden Abteilungen für „Vaskuläre Medizin" gegründet, die sich klinisch und wissenschaftlich mit den Erkrankungen beschäftigen, bei denen die Gerinnung eine pathogenetisch bedeutende Rolle spielt, also durch Beeinflussung der Gerinnung ein therapeutischer Nutzen oder durch verbesserte Kenntnis der Rolle der Gerinnung eine vertiefte Kenntnis der Pathophysiologie dieser Krankheiten erwartet werden kann. Die von diesen Gruppen bearbeitenden Gebiete betreffen neben der Hämophilie und Thrombophilie, die Sepsis, Transplantatabstoßung, die Arteriosklerose und diabetische Spätschäden, sowie den hämorrhagischen Schock, bei dem die NO-Synthese eine zentrale Rolle spielt. Ein weiteres Arbeitsfeld der Zukunft ist die Gentherapie, vor allem bei der durch Mangel eines Faktors bedingten Hämophilie. Dieses Gebiet besitzt eine hohe Dringlichkeit, die durch die Knappheit der benötigten Plasmaprodukte und die Problematik der Virussicherheit gegeben ist.

Großes Interesse haben Therapeutika, die aus Spiellaunen der Natur entwickelt werden, gefunden. Im Tierreich gibt es verschiedene Spezies, deren Überleben an eine Veränderung der Blutgerinnung geknüpft ist. So benutzt der Vampir ein Fibrinolytikum zur Flüssighaltung des Blutes, das er nach Biß in ein Tier nicht durch Saugen, sondern durch Lecken aufnimmt. Durch Saugen ernähren sich mehrere Spezies der Blutegel. Hirudin kommt als erstes Produkt des Blutegels in die Klinik und besitzt gegenüber Heparin den Vorteil, daß es nicht nur Gerinnungsfaktoren in Lösung, sondern auch aktivierte Faktoren im Prothrombinasekomplex an Oberflächen gebunden inaktiviert. Andere Blutegel haben Möglichkeiten entwickelt, durch Modulation der Fibrinolyse das gesaugte Blut flüssig zu halten oder durch Blockade der Kollagen vermittelten Thrombozytenaggregation die Gerinnung zu verhindern. Die Zukunft wird zeigen, ob diese aus dem Tierreich gewonnenen und für humane Erkrankungen angewandten Wirkmechanismen eine Verbesserung der therapeutischen Möglichkeiten des Hämostaseologen darstellen. Kein Zweifel besteht aber daran, daß das Aufgabenspektrum des Hämostaseologen der Zukunft sich von der Betreuung der Hämophilie und Thrombophilie als alleinige Aufgabe weiterentwickeln wird.

Literatur

1. Almendral JM, Sommer D, MacDonald Bravo H et al. (1988) Complexity of the early genetic response to growth factors in mouse fibroblasts. Mol Cell Biol 8:2140–2148
2. Altieri DC, Morrissey J, Edgington Th (1988) Adhesive receptor Mac-1 coordinates the activation of factor X on stimulated cells of monocytic and myeloid differentiation: An alternative initiation of the coagulation protease cascade. Proc Natl Acad Sci USA 85:7462–7466
3. Davie EW, Ratnoff O (1964) Waterfall sequence for intrinsic blood clotting. Science 145:1310–1311

4. Drake ThA, Morrisey JH, Edgington ThS (1989) Selective cellular expression of tissue factor in human tissues. Am J Pathol 134:1087–1097
5. Esmon CT (1987) The regulation of natural anticoagulant pathways. Science 233:1348–1352
6. Flier JS, Underhill LH (1992) Molecular and cellular biology of blood coagulation. New Engl J Med 326:800–806
7. Nawroth P, Handley D, Esmon CT, Stern DM (1986) Interleukin-1 induces endothelial cell procoagulant while suppressing cell surface anticoagulant activity. Proc Natl Acad Sci USA 83:3460–3464
8. Nawroth P, Handley D, Msatsueda G (1988) TNF-induced intravascular fibrin formation in meth-A fibrosarcomas. J Exp Med 168:637–647
9. Nemerson Y, Bach R (1982) Tissue Factor revisited. Progr Hemost Thromb 6:237–261
10. Ogawa S, Gerlach H, Esposito C et al. (1990) Hypoxia modulates the barrier and coagulant function of cultured bovine endothelium. J Clin Invest 85:1090–1098
11. Stern DM, Nawroth P, Handley D, Kisiel W (1985) An endothelial cell dependent pathway of coagulation. Proc Natl Acad Sci USA 82:2523–2527
12. Stern DM, Nawroth PP (guest eds) (1987) Vessel Wall. Seminars in Thrombosis and Hemostasis. Thieme Med Publ
13. Plate K-H, Breier G, Weicht H, Risau W (1992) Vascular endothelial growth factor is a potential tumor angiogenesis factor in human gliomas in vivo. Nature 359: 845–848
14. Plate KH, Breier G, Weicht H, Risau W (1993) Inhibition of vascular endothelial cell growth factor-induced angiogenesis suppresses tumor growth in vivo. Nature 362: 841–844
15. Virchow R (1865) Gesammelte Abhandlungen zur wissenschaftlichen Medizin. Meidinger und Sohn, Frankfurt/M, S 458
16. Zhang Y, Deng Y, Luther Th (1993) The balance of angiogenic and antiangiogenic properties of tumor cells is regulated by tissue factor. J Clin Invert. Im Druck, 1994

Sepsis and Disseminated Intravascular Coagulation: Pathophysiological and Interventional Concepts

J. W. ten Cate and E. J. R. van Beek

Introduction

Gram-negative septicaemia is a frequent complication following major surgery in high-risk patients and is a serious condition. Its mortality ranges from 40% to 60%, a rate which has remained unchanged in the past few decades, despite advances in general intensive medical care, modern antibiotic treatment, and new intervention modalities for the treatment of diffuse intravascular coagulation (DIC). This may be partly due to the increasing age of the general population and the increasing number of major surgical interventions in the elderly.

Sepsis is a syndrome caused by an excessive host-defense reaction against invading micro-organisms. Gram-negative micro-organisms, and in particular bacterial cell wall fragments comprising endotoxin, induce the release of pro-inflammatory cytokines, such as tumor necrosis factor (TNF)-α, interleukin (IL)-1β, IL-6 and IL-8, which in turn activate other endogenous inflammatory mediators, and the plasma cascade systems of coagulation and fibrinolysis. Although both systems are activated in sepsis, it has been hypothesized that imbalance in the activation of coagulation and fibrinolysis results in a procoagulant state, which might be involved in the development of DIC and multiple organ failure in the course of sepsis. The occurrence of a procoagulant state has previously been shown to occur in human experimental models for sepsis [1, 2] and in well-established primate models for sepsis [3–5]. These experiments have shown marked increases in activation parameters of coagulation and of fibrinolysis. The procoagulant state and subsequent DIC in primates is considered to contribute to mortality, intravascular fibrin deposits were observed in various organs of animals which had been challenged with a lethal dose of live *Escherichia coli*. Interestingly, therapeutic interventions aimed at inhibiting the coagulation cascade, i.e., administration of antithrombin-III (AT-III) concentrate [4] or activated protein C concentrate [5] prevented lethal outcome in this model.

These observations substantiate the role of coagulation and fibrinolysis in organ damage and subsequent fatal outcome, at least in this experimental animal model. In this chapter, we first describe the pathogenesis of DIC in septicaemia, and modern laboratory techniques to reveal the procoagulant state in this disorder. In the second part, we report on a recent retrospective

Martin/Nawroth (Hrsg.)
Fachübergreifende Aspekte der Hämostaseologie

cohort study to evaluate the efficacy of AT-III concentrate treatment in patients with sepsis who were admitted to the intensive care unit of the Academic Medical Centre Amsterdam. This study and those of others clearly reveal the necessity for further clinical investigations before treatment recommendations can be provided.

Pathogenesis of Septicaemia: Dissection of the Coagulation State Using New Laboratory Techniques

Following major surgery, in particular major abdominal and vascular surgery, surgical wounds may become infected with bacteria. Gram-negative bacteria, which are frequently involved, may invade the circulation, i.e., causing a state of bacteraemia which is associated with bacterial cell-wall shedding and the release of endotoxins into the circulation. Endotoxins induce the synthesis and release of several cytokines by monocytes, endothelial cells and other cell systems. Cytokines, in particular TNF, are considered to induce the syndrome of septicaemia, which includes fever, myocardial depression, shock and acidosis, and widespread fibrin formation with concomitant obstruction of the microcirculation.

The mechanisms of endotoxin-induced activation of blood coagulation have recently been elucidated in experiments in humans and in primates. New laboratory techniques have been designed which have assisted in the dissection of the enhanced coagultion system in these experiments, and which include assays for markers of coagulation activation. At present, initial activation of blood coagulation may be mainly explained by activation of the extrinsic pathway. Endotoxin induces the synthesis and release of TNF which in turn induces the synthesis of tissue factor, for example by endothelial cells and monocytes. Tissue factor rapidly converts factor VII into active factor VIIa, which in turn rapidly converts factor X into factor Xa. During this conversion of an inactive precursor to an active enzyme, i.e., factor Xa, a small peptide is cleaved from factor X. Factor Xa with factor V and phospholipid, the so-called prothrombinase complex, converts prothrombin into thrombin, a conversion which is assosicated with the release of a similar small peptide from prothrombin, the fragment F1+2. Radioimmuno-assays and enzyme-linked immunoadsorbent assays (ELISAs) have been developed for these activation peptides, and these are sensitive enough to detect minimal in vivo activation of the coagulation system, as revealed by increased plasma levels of these peptides. According to the same principle, activation peptide assays have been developed for factor IX and for the fragment fibrinopeptide-A, which is cleaved from fibrinogen during its conversion to fibrin. Hence, the combined use of assays for these activation peptides allows a quantitative impression to be obtained regarding the activation status for the coagulation system and the routes along which activation proceeds.

Upon the formation of thrombin, this pivotal enzyme not only converts fibrinogen to fibrin, but also factor XI to XIa, thereby inducing an amplification of the coagulation activation. To prevent excessive thrombin-induced fibrin formation, inhibitors, in particular AT-III forms a complex with thrombin (T-AT complex) which is associated with the loss of enzymatic activity of thrombin. T-AT complex formation is enhanced manifold by heparin and heparin sulphate, which is an intrinsic moiety of the endothelial cell membrane. T-AT complexes are rapidly cleared from the circulation, which may result in a slight decrease in circulating plasma AT-III levels. Recently developed assays for the detection of T-AT complexes in the circulation have revealed increased plasma levels in disease states associated with DIC.

Assays for activation peptides and for complexes between activated clotting factors and their respective inhibitors have considerably contributed to the understanding of the coagulation activation induced by endotoxin. For example, upon injection of endotoxin in human volunteers, almost no changes are observed in circulating plasma levels of clotting factors or of fibrinogen. However, after a lag phase of approximately 80 min, a rapid increase in the plasma levels of fragments F1+2 and of the T-AT complexes is observed, peaking at around 160 min. These increased plasma levels clearly reflect enhanced thrombin formation, which, interestingly, was not associated with increased plasma levels of markers for the intrinsic pathway of coagulation activation such as factor XII-CI inhibitor complex, kallikrein-C1 inhibitor complex and of factor IX activation peptide. These studies have, therefore, revealed that the main pathway of activation proceeds via tissue factor and factor VII, i.e., the extrinsic pathway of blood coagulation. These studies have further revealed that factor XII activation mainly plays a role in the generation of bradykinin, a potent vasodilator, and in activation of the fibrinolytic system [6], rather than in activation of the coagulation system.

Endotoxin injection in human volunteers revealed the subsequent synthesis and release of TNF and IL-6. TNF levels peaked at around 80 min, therefore, concurrent with the initiation of the activation of coagulation. These observations led to the hypothesis that these cytokines, of which the peak levels preceded the peak levels of activation peptides, might play a pivotal role in the initiation of coagulation. This hypothesis was confirmed by i.v. injection of rec-TNF in human volunteers and in patients [7, 8]. Subsequent experiments in chimpanzees using inhibitors of TNF synthesis (pentoxiphyllin), showed that the endotoxin-induced generation of F1+2 and of T-AT complexes in plasma were greatly prevented by the concurrent administration of pentoxiphyllin.

Subsequent investigations have shown, that pretreatment of chimpanzees with monoclonal antibodies against tissue-factor and tissue-factor/VIIa complex were highly effective in the prevention of coagulation activation following endotoxin infusion. Hence, the mechanism of endotoxin- and TNF-induced activation of coagulation mainly proceeds through the extrinsic pathway. Recent investigations have shown that the formation of the catalytic tissue factor-VIIa complex induces not only activation of factor X, but also of factor IX. This implies that the „Josso loop“, i.e., the activation of the intrinsic pathway via VIIa proceeds in vivo. Most likely, this amplification loop serves to enhance thrombin formation under physiological circumstances when required, but under pathophysiological conditions it may lead to excessive thrombin and fibrin formation.

Summarizing these data, it seems now realistic to conclude that endotoxin-induced coagulation activation is mainly mediated by the tissue-factor VIIa route, a route which is amplified through activation of the intrinsic pathway system. Hence, future interventions should focus on inhibition of these pathways. Prospective clinical studies which should confirm the clinical importance of coagulation activation in sepsis have now been designed and focus on intervention with the tissue factor/VIIa activation principle.

Intervention with DIC in Sepsis

Many studies have shown that DIC occurs in sepsis, however, it is still unclear to what extent DIC contributes to morbidity and mortality in these patients. Intervention studies aiming to prevent excessive thrombin and fibrin formation have not as yet revealed important clinical results. Several studies have shown progressively decreasing plasma levels of AT-III in the course of Gram-negative sepsis. Similar decreases in other coagulation inhibitors concurrent with a coagulopathy and thrombocytopenia are well-documented. These studies have led to the concept that increasing the plasma levels of the main inhibitor AT-III, possibly in combination with heparin, might be effective in controlling DIC and subsequent organ damage, morbidity, and mortality. These assumptions are mainly based on clinical observations in patients with congenital AT-III deficiency which is associated with a high risk for venous thromboembolism, and of similar complications in patients with acquired AT-III deficiency.

Due to the availability of human AT-III concentrates derived from donor plasma, several studies have been initiated to reveal the eventual clinical efficacy of combined treatment of AT-III concentrate and heparin in the control of DIC. The first randomized clinical trial reported by Blauhut et al. [9] had an open design and involved 51 consecutive patients. Following the diagnosis of sepsis or of other conditions known to be associated with DIC, patients received AT-III concentrate or heparin or a combination of both in order to control mortality, which was the major efficacy endpoint. However, this first study showed no effect of treatment with either AT-III or heparin or with a combination of the two on mortality, only more rapid normalization of the coagulation status was observed. A second randomized study was recently reported by Fourrier et al. [10] involving 35 patients and a double-blind design, in which the endpoints were similar to the Blauhut study, i.e., mortality and normalization of DIC. Patients received either albumin or AT-III concentrate in a high dose, 90 – 120 U/kg bolus followed by a maintenance dose of 90 – 120 U/kg per 24 h. This study revealed a considerable decrease in mortality of 44%, which was not statistically significant, most likely due to the small sample size. AT-III treatment resulted in a more rapid normalization of the coagulation status.

These studies and the uncertainty regarding the efficacy of AT-III treatment in DIC formed the thrust for a retrospective study in our intensive care unit. The aim of the study was to determine the clinical efficacy of AT-III in patients with DIC in terms of hospital mortality. The study concerned consecutive patients with DIC admitted over the years 1991 and 1992 to the adult intensive care unit, suffering from sepsis and with AT-III plasma levels below 45%, which was considered to be an indication for AT-III concentrate substitution. Relevant data were retrieved from the hospital computer system comprising laboratory data and from individual patient records regarding clinical data. Records from the blood transfusion service were available to detect those patients who had received AT-III concentrate. This allowed a retrospective cohort case control study by matching for relevant clinical and laboratory parameters. Over the years 1991 and 1992, 21 patients received AT-III concentrate in a bolus dosis of 20 U/kg followed by 20 U/kg body weight for 24 h intravenously. Twenty-one controls matched for age and period of hospital stay did not receive AT-III treatment. A blinded panel assessed the severity of DIC in terms of platelets, prothrombin times and activated partial thromboplastin time (APTT), and the severity of the clinical status by assessing the APACHE II score, the type of sepsis, and various laboratory and clinical parameters for both groups as well as the outcome.

Table 1 shows that both patients who were treated and those who were not treated with AT-III concentrate were comparable regarding age, sex distribution, the prevalence of Gram-negative sepsis, and APACHE-II score. Table 2 reveals that the severity of DIC was comparable for both groups. Table 3 shows the mortality in both groups. In the group of patients who did not receive AT-III concentrate, 12 patients out of the 21 died (57%). Sixteen out of the 20 patients receiving AT-III concentrate died (76%). These results revealed a 19% difference in favour of no AT-III concentrate treatment regarding mortality. The limitations of this study: it concerns a retrospective case control study with a small sample size. On the other hand, patients were well-matched for prognostic important variables, the assessments of all these variables were performed in a blinded way by independent investigators and

Table 1. Comparison of patients with and without antithrombin-III (AT-III) with regard to age, sex distribution, APACHE II score and prevalence of Gram-negative sepsis on entry into the study

At entry	Without AT-III	With AT-III
Patients (*n*)	21	21
Age (years)	57	59
Male/female (*n*)	12/9	11/10
APACHE II	23±7	23±7
AT-III (%)	34±8	32±8
Creatinine (μMol/L)	190±114	207±194

Paired *t*-test (two-sided); no significant differences

Table 2. Comparison of patients with and without antithrombin-III (AT-III) with regard to severity of diffuse intravascular coagulation (DIC) on entry into study

At entry	Without AT-III	With AT-III
Patients (no)	21	21
Severity of DIC		
Mild	3	7
Moderate	4	2
Severe	14	12
Platelets	88±96	150±143
Pt (s)	23±7	22±6
APTT (s)	57±11	58±19

Paired *t*-test (two-sided); no significant differences
Pt, prothrombin time; APTT, activated partial thromboplastin time

Table 3. Mortality in patients with and without antithrombin-III (AT-III) treatment

Patients	Without AT-III	With AT-III
Number	12/21	16/21
Percentage	57	76
95% Confidence interval	34–78	53–92

Mc Nemar Chi Square; p=0.24; 19% difference in favour of *no* AT-III (14% reduction – 46% increase)

the study comprised a single center with uniform supportive treatment. In conclusion, this case control study indicates that it is unlikely that AT-III concentrates decrease the in-hospital mortality incidence in patients with DIC due to septicaemia.

Conclusions

Until now, intervention studies in patients with sepsis and DIC admitted to intensive care units have not unequivocally shown a beneficial effect on clinical outcome, i.e., on morbidity or mortality. The studies so far have mainly concentrated on the evaluation of efficacy of plasma transfusion, heparinization and AT-III concentrate substitution. As these treatment modalities are mainly targeting on one of the pivotal end products of coagulation, i.e., thrombin, it might well be that future intervention modalities targeting on the initiation of coagulation tissue factor or activated factor VII with antibodies or peptides might well be effective and might improve the clinical status. Such studies are now designed.

References

1. Van Deventer SJH, Büller HR, ten Cate JW, et al. (1990) Experimental endotoxaemia in humans: analysis of cytokine release and coagulation, fibrinolytic, and complement pathways. Blood 76:2520–2526
2. Suffredini AF, Harpel PC, Parillo JE (1989) Promotion and subsequent inhibition of plasminogen activator after administration of intravenous endotoxin to normal subjects. N Engl J Med 18:1165–1171
3. Taylor Jr FB, Esmon CT, Hinshaw LB (1991) Summary of staging mechanism and intervention studies in the baboon model of E. Coli sepsis. J Traumatol [Suppl] 12:197–204
4. Taylor Jr FB, Chang A, Esmon CT, et al. (1988) Antithrombin-III prevents the lethal effects of Escherichia Coli infusions in baboons. Circ Shock 26:227–235
5. Taylor Jr FB, Chang A, Esmon CT, et al. (1987) Protein C prevents the coagulopathic and lethal effects of Escherichia Coli infusion in the baboon. J Clin Invest 79:918–925
6. Levi M, Hack CE, de Boer JP, et al. (1991) Reduction of contact activation related fibrinolytic activity in factor XII deficient patients. J Clin Invest 88:1155–1160
7. Van der Poll T, Büller HR, ten Cate H, et al. (1990) Activation of coagulation after administration of tumor necrosis factor to normal subjects. N Engl J Med 322:1622–1626
8. Bauer KA, ten Cate H, Spriggs DR, et al. (1989) Tumor necrosis factor infusions have a procoagulant effect on hemostatic mechanism of humans. Blood 74:165–172
9. Blauhut B, Kramer H, Vinazzer H, Bergmann H (1985) Substitution of antithrombin-III in shock and DIC: a randomized study. Thromb Res 39:81–89
10. Fourrier F, Chopin C, Huart JJ, Range I, Caron C, Goudemand J (1992) Double-blind, placebo-controlled trial of antithrombin-III concentrates in septic shock with disseminated intravascular coagulation [abstract]. Intensive Care Med 18:S50

Gerinnungsinhibitoren bei Sepsis und disseminierter intravasaler Gerinnung

J. Kienast, H. Ostermann und R. Mesters

Sepsis und disseminierte intravasale Gerinnung

Eine grundlegende und für den deutschen Sprachraum prägende *Definition* der Sepsis geht auf H.Schottmüller zurück [68, 69]. Danach liegt eine Sepsis vor, „wenn sich innerhalb des Körpers ein Herd gebildet hat, von dem konstant oder periodisch pathogene Bakterien in den Blutkreislauf gelangen, und zwar derart, daß durch diese Invasion subjektive und objektive Krankheitserscheinungen ausgelöst werden“. Hiervon abweichend wird die Sepsis in der jüngeren angloamerikanischen Literatur als systemische Entzündungsreaktion auf eine aktive Infektion definiert, klinisch evident durch Fieber, Tachykardie, Tachypnoe und/oder Leukozytose bzw. Leukozytopenie [2]. Bei einer schweren Sepsis („severe sepsis“) treten Zeichen der inadäquaten Organperfusion oder Organdysfunktion wie Hypoxämie, Laktatanstieg, Oligurie oder Bewußtseinsstörungen hinzu [2]. Schwerste Verläufe führen zu Schock und Multiorganversagen.

Dieser erweiterte Sepsisbegriff trägt der zentralen pathogenetischen Rolle der systemischen Entzüngungsreaktion Rechnung, die über eine Vielzahl humoraler und zellulärer Mediatoren zu Organfunktionsstörungen und schließlich zum Organversagen führt. Auslöser der septischen Entzündungsreaktion können neben den Erregern selbst auch bakterielle Zellwandbestandteile (Endotoxin, Peptidoglykane) oder Stoffwechselprodukte (Exotoxine) sein.

Eine disseminierte Aktivierung des Hämostasesystems ist fakultativer Bestandteil der septischen Entzündungsreaktion (zu Pathomechanismen s. Beitrag ten Cate). Das Ausmaß der disseminierten Gerinnungsaktivierung ist zur Schwere der Erkrankung korreliert [9]. Der alleinige Labornachweis von Aktivierungsmarkern (z.B. Prothrombinfragment 1+2, Fibrinopeptide, lösliches Fibrin), Enzym-Inhibitor-Komplexen (z.B. Thrombin-Antithrombin III, Antiplasmin-Plasmin) oder von Abbauprodukten der Fibrinolyse (z.B. Fibrin-Spaltprodukte) erlaubt allerdings noch keine Unterscheidung zwischen kompensierter Gerinnungs- und Fibrinolyseaktivierung einerseits und der *disseminierten intravasalen Gerinnung (DIG)* mit *Mikrozirkulationsthrombosen* und konsekutiver (Verbrauchs-)*Koagulopathie* andererseits (s. Abb. 1).

Die *Inzidenz der DIG* wird mit etwa 20% bei der Sepsis und 70–80% beim septischen Schock angegeben (Abb. 2). Das Auftreten einer DIG bei

Martin/Nawroth (Hrsg.)
Fachübergreifende Aspekte der Hämostaseologie

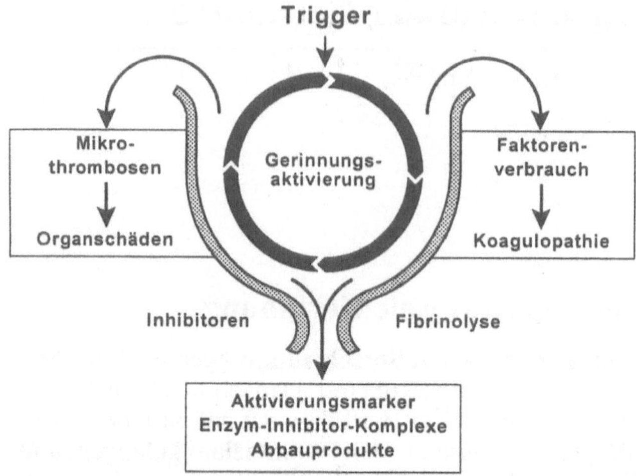

Abb. 1. Kompensierte und dekompensierte systemische Gerinnungsaktivierung. Die systemische, aber noch kompensiert verlaufende Gerinnungsaktivierung kann bereits laborchemisch durch den Nachweis von Aktivierungsmarkern, Enzym-Inhibitor-Komplexen oder Fibrin(ogen)-Spaltprodukten erfaßt werden. Die Übergänge zur dekompensierten intravasalen Gerinnung mit Thrombosierung der Mikrozirkulation und Koagulopathie infolge von Faktorenverbrauch und Spaltproduktanfall sind fließend

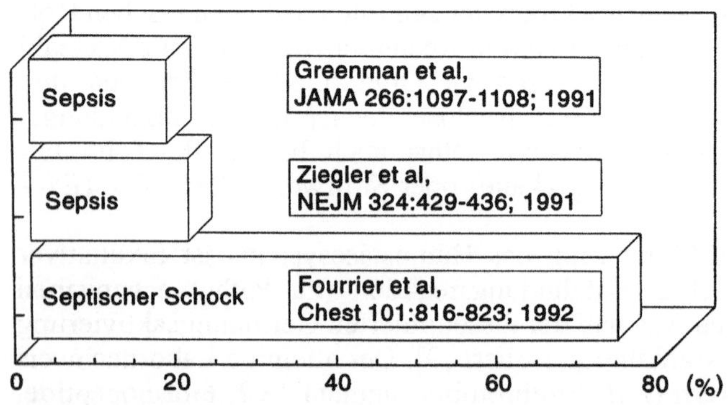

Abb. 2. Inzidenz der disseminierten intravasalen Gerinnung (DIG) bei septischen Krankheitsbildern. Einschränkend ist zu anzumerken, daß den Inzidenzangaben unterschiedliche Definitionen einer DIG zugrunde liegen

septischen Krankheitsbildern ist prognostisch ungünstig. In einer Untersuchung von Fourrier und Mitarbeitern bei 60 Patienten mit septischem Schock betrug die Letalität bei Nachweis einer DIG 77% (34/44), während sie im Vergleichskollektiv ohne DIG (n=16) mit 32% signifikant ($P<0.001$) niedriger lag [20].

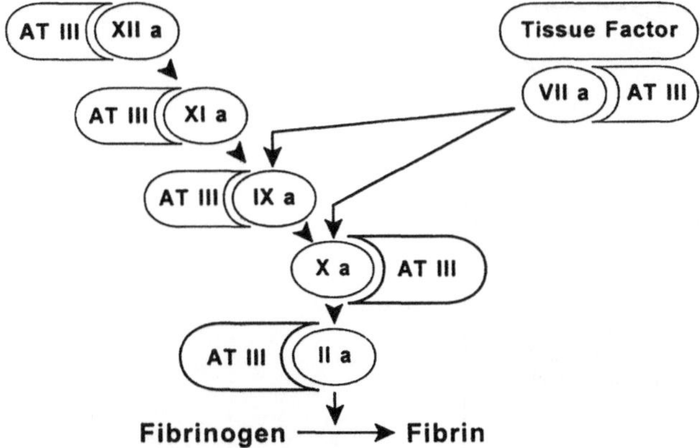

Abb. 3. Hemmung von Serinproteasen der plasmatischen Gerinnung durch Antithrombin III. Nach neueren Untersuchungen hemmt Antithrombin III in Gegenwart von Heparin auch „Tissue Factor"-gebundenen Faktor VIIa [57 a]. Hauptangriffspunkte sind jedoch Thrombin und Faktor Xa

Antithrombin III

Antithrombin III (AT III) hemmt aktivierte Serinproteasen der plasmatischen Gerinnung durch Bildung stabiler, inaktiver Enzym-Inhibitorkomplexe (Abb. 3). Reaktionspartner sind vor allem Thrombin und Faktor Xa. Die an sich langsame Progressivinhibition der Gerinnungsfaktoren wird durch Heparin, aber auch durch endogene Proteoglykane katalytisch derart beschleunigt, daß eine physiologisch relevante Sofortinhibition resultiert.

Bei schweren septischen Infektionen fällt die AT III-Aktivität im Plasma ab. Der Aktivitätsverlust steht in direkter Beziehung zur Schwere der Infektion bzw. des septischen Verlaufs [9, 29, 55]. Die Restaktivität korreliert signifikant mit dem APACHE II-Score [80]. Wieding et al. haben darüber hinaus an einem gemischten Patientenkollektiv zeigen können, daß der AT III-Abfall mit dem Ausmaß der Gerinnungsstörung, erfaßt anhand eines DIG-Index aus laborchemischen und klinischen Parametern, gut korreliert [83].

So ist zu erwarten, daß der AT III-Aktivitätsabfall speziell bei septischen Krankheitsbildern *prognostische Bedeutung* hat. Harper und Mitarbeiter fanden bei intensivtherapiepflichtigen Patienten mit unterschiedlichen Grunderkrankungen abhängig von der AT III-Aktivität bei Aufnahme über oder unter 70% eine Letalität von 6 bzw. 29% ($P=0.05$) [25]. In der bereits erwähnten prospektiven Studie von Fourrier bei Patienten mit septischem Schock ließen sich letale Verläufe bei initialem Abfall von AT III auf unter 50% der Norm mit einer Sensitivität von 96% und einer Spezifität von 76% vorhersagen [20]. Mammen et al. geben eine Letalität von 100% bei Sepsispatienten mit einer AT III-Aktivität unter 60% der Norm bzw. von 90% bei AT III $<70\%$ an ($n=789$ Analysen) [40]. Schließlich konnten in einer

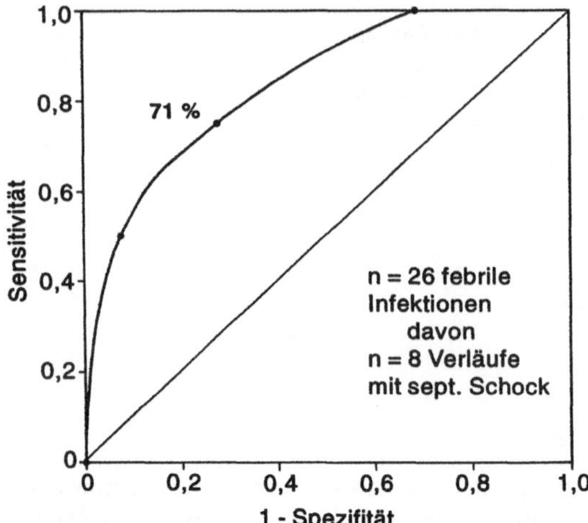

Abb. 4. „Receiver operator characteristics" (ROC) der AT III-Aktivitätsbestimmung zur Erfassung febriler Infektionen, die als septischer Schock verlaufen. Bei Patienten mit zytostatikinduzierter Leukozytopenie wurde die AT III-Aktivität im Verlauf bestimmt. Es traten 26 febrile Infektionen auf, von denen 8 Episoden in einen septischen Schock mündeten. Zur Diskriminierung der Schockverläufe anhand der AT III-Aktivitäten während der ersten 48 Stunden nach Fieberbeginn wurde ein optimaler Schwellenwert von 71% der Norm errechnet. Septische Schocks wurden mit 70–80%iger Sensitivität und Spezifität bei Abfall der AT III-Aktivität unter diesen Wert erfaßt

eigenen prospektiven Untersuchung leukozytopenischer Patienten von insgesamt 26 febrilen Infektionen 8 Verläufe mit septischem Schock mit 70–80%iger Sensitivität und Spezifität anhand eines initialen AT III-Abfalls unter 70% der Norm erfaßt werden (Abb. 4). Prognostisch ungünstig zu werten ist neben dem Ausmaß die Persistenz der AT III-Aktivitätsminderung [20, 29].

Ursache des AT III-Aktivitätsabfalls ist einerseits der Verbrauch des Inhibitors im Rahmen der systemischen Gerinnungsaktivierung, der durch hepatische Synthese nicht oder nur verzögert kompensiert wird. Andererseits muß bei septischen Erkrankungen ein namhafter Abbau von AT III durch unspezifische Proteolyse z.B. durch Granulozyten-Elastase angenommen werden [34, 50, 70].

Einsatz von AT III-Konzentrat bei Sepsis und DIG

Tierexperimentell wurde der prophylaktische bzw. therapeutische Einsatz von AT III-Konzentrat vor bzw. nach Induktion einer Sepsis durch Endoxin- oder E. coli-Infusion geprüft. Günstige Effekte auf Letalität, Organfunktionsstörungen und Verlauf einer DIG wurden vor allem bei frühzeitiger (möglichst prophylaktischer) AT III-Gabe und bei Erreichen hoher, z.T. deutlich supranormaler Plasmaspiegel erzielt [17, 18, 33, 56, 60, 74, 78].

Klinisch wurde die AT III-Substitution mit dem Ziel einer Normalisierung der Plasmaaktivität zunächst in kleineren Fallstudien bei DIG unterschiedlicher Genese untersucht [6, 28, 39, 67]. Dabei zeigte sich, daß die In-vivo-Wiederfindungsrate nach intravenöser AT III-Infusion bei aktiver DIG vermindert ist und die Eliminationshalbwertzeit auf 3–6 h verkürzt sein kann [6]. So ist bei akuter DIG nach Infusion von 1 Einheit AT III pro kg Körpergewicht mit einem Anstieg der Plasmaaktivität um ca. 1 % zu rechnen im Vergleich zu 1,6–2% bei stabiler Gerinnungssituation [6].

In neueren Publikationen wurde auf günstige Therapieergebnisse unter *AT III-Substitution* bei Kindern mit *Sepsis und DIG* (39 Patienten, Referenz [46]) bzw. bei Erwachsenen mit *septischem Schock* [71] hingewiesen. In der letztgenannten Studie von Seitz et al. betrug die Letalität in der mit AT III und Frischplasma behandelten Patientengruppe 45% (13 von 29). Hingegen verstarben 12 von 13 Patienten (92%) einer Vergleichsgruppe mit deutlich besseren Ausgangswerten, in der eine Substitutionsbehandlung initial als nicht notwendig erachtet wurde.

Die erste *randomisiert vergleichende Studie* zur AT III-Substitution wurde 1985 von Blauhut et al. veröffentlicht [7]. Einunfünfzig Patienten mit traumatischem oder septischem Schock und nachgewiesener DIG wurden in drei Gruppen mit Heparin (250 E/h kontinuierlich i. v.), alleiniger AT III-Substitution (Ziel: AT III-Aktivität um 100%) oder mit AT III bei gleichzeitiger Heparinisierung (100 E/h kontinuierlich i. v.) behandelt. Unter AT III-Substitution gelang eine signifikant schnellere Stabilisierung der Gerinnung als unter Heparin (42,0 ± 28,2 h versus 110,6 ± 48,4 h; $P < 0{,}0001$). Gleichzeitige AT III- und Heparingabe führte allerdings zu erhöhtem Bluttransfusionsbedarf. Der Einfluß der Behandlung auf die Letalität wurde in einer zweiarmigen Anschlußstudie (Heparin versus AT III-Substitution) bei 133 Schockpatienten geprüft [79]. Es konnte eine signifikante Reduktion der Letalität von 30% in der Heparingruppe auf 14% in der AT III-Gruppe nachgewiesen werden ($P = 0{,}04$).

In einer weiteren kontrollierten Therapiestudie wurden 50 intensivpflichtige Patienten mit einer AT III-Plasmaaktivität unter 70% bei unterschiedlicher Grunderkrankung in einem Substitutionsarm (AT III-Normalisierung) und einen Kontrollarm randomisiert [25]. Weder die Letalität noch die Dauer der Intensivbehandlung konnten in diesem gemischten Patientenkollektiv durch AT III-Subsitution nachweisbar reduziert werden. Die Inzidenz einer Niereninsuffizienz wurde bei Sepsis- und Traumapatienten tendenziell günstig beeinflußt. Dieser Effekt der AT III-Substitution, der seine Ursache möglicherweise in einer verminderten glomerulären Fibrinablagerung hat, soll in einer größeren Anschlußstudie verifiziert werden.

Vielversprechend sind die Ergebnisse einer jünst vorgestellten plazebokontrollierten Doppelblindstudie zur *Hochdosis-AT III-Therapie* bei septischem Schock mit dokumentierter DIG [21]. Patienten in der Prüfgruppe erhielten eine AT III-Aufsättigungsdosis von 90–120 E/kg, anschließend an vier aufeinanderfolgenden Tagen jeweils 90–120 E/kg/Tag intravenös. Fünfunddreißig Patienten (18 Plazebo, 17 AT III) wurden für die Studie rekrutiert. Bei vergleichbaren Eingangsdaten konnte die DIG bei 64% der

Patienten in der AT III-Gruppe innerhalb von 48 h kontrolliert werden, dagegen nur bei 10% in der Plazebogruppe ($P < 0{,}01$). Die Letalität war in der AT III-Gruppe um 44% niedriger – ein beachtenswerter, wenn auch nicht signifikanter Trend ($P = 0{,}22$).

Konsequenzen für die Klinik: Bei *klinischem Verdacht* auf ein septisches Krankheitsbild ist die *frühzeitige* und *verlaufskontrollierende* Bestimmung der AT III-Aktivität zur frühzeitigen Erfassung einer DIG indiziert. Um von einem AT III-Abfall auf eine DIG rückschließen zu können, bedarf es des zusätzlichen Nachweises typischer Aktivierungsmarker (z.B. lösliches Fibrin, Fibrin(ogen)-Spaltprodukte bzw. D-Dimere, TAT[1] oder F1+2[2]). Das Vollbild einer DIG mit Mikrothrombosen und (Verbrauchs-)Koagulopathie kann erst in der Zusammenschau von 1) klinischen Befunden, 2) komplettem Hämostasestatus (Gruppentests, Thrombin- und ggf. Reptilasezeit, Fibrinogen, Thrombozyten) und 3) übrigen Laborbefunden (z.B. Organfunktionsparametern, Laktatanstieg, Fragmentozyten) gestellt werden. Die AT III-Plasmaaktivität gibt bei septischen Krankheitsbildern Aufschluß über Schwere und Prognose der Erkrankung.

Eine zwingende Indikation zur AT III-Substitution bei Sepsis mit dokumentiertem AT III-Abfall läßt sich aus den verfügbaren Studiendaten noch nicht ableiten. Sowohl tierexperimentelle wie klinische Untersuchungen sprechen aber dafür, daß die *frühzeitige* und *gezielte AT III-Substitution* mit dem Ziel einer Normalisierung der Plasmaaktivität den Krankheitsverlauf bei Sepsis und DIG günstig beeinflußt. Bei Verwendung virusinaktivierter AT III-Konzentrate sind Nebenwirkungen kaum zu erwarten. Damit gehört die gezielte AT III-Substitution heute zu den am besten begründbaren Supportivmaßnahmen bei Sepsis mit dokumentierter DIG. Bei akuter DIG ist der eingeschränkten In-vivo-Wiederfindungsrate und der verkürzten Eliminationshalbwertzeit Rechnung zu tragen (s. oben). Gleichzeitige Heparingabe kann Blutungen begünstigen. Die „Hochdosis"-Therapie scheint durchaus vielversprechend, bedarf aber zunächst der Prüfung in weiteren Studien mit klinischen Endpunkten.

Protein C – Protein S – Thrombomodulin

Aktiviertes Protein C (aPC) inhibiert die Gerinnungskofaktoren Va und VIIIa durch enzymatische Proteolyse [11]. Kofaktor der Reaktion ist Protein S. Beide Proteine werden Vitamin K-abhängig gebildet und entfalten ihre antikoagulatorische Aktivität nach kalziumabhängiger Bindung an zelluläre Phospholipidoberflächen. Voraussetzung ist die Aktivierung von Protein C durch Thrombin, das hierzu durch Komplexbildung mit dem vorwiegend endothelial, aber auch thrombozytär exprimierten Membranprotein Throm-

[1] Thrombin-Antithrombin III-Komplex
[2] Prothrombinfragment 1 + 2

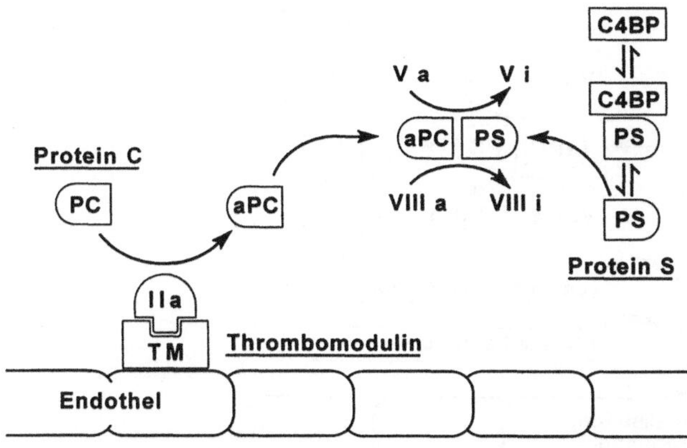

Abb. 5. Protein C-, Protein S-Thrombomodulin-System. Aktiviertes Protein C (aPC) wirkt durch Proteolyse der aktivierten Faktoren Va und VIIIa gerinnungshemmend. Die Protein C-Aktivierung wird durch Thrombomodulin(TM)-gebundenes Thrombin an der Endotheloberfläche katalysiert. Kofaktor der aPC-vermittelten Proteolyse der Faktoren Va und VIIIa ist freies Protein S. Etwa 60% des zirkulierenden Protein S steht durch Komplexbildung mit C4b-bindendem Protein (C4BP) nicht als reaktionsfähiger Kofaktor zur Verfügung. *IIa*, Thrombin; *Va* bzw. *Vi*, Faktor V aktiv bzw. inaktiv (*VIII* analog)

bomodulin (TM) befähigt wird (s. Abb. 5). Aktiviertes Protein C wirkt darüber hinaus durch Hemmung des Plasminogenaktivator-Inhibitors 1 (PAI-1) profibrinolytisch [62]. Zwei physiologische, in vivo aktive Inhibitoren des Protein C sind bekannt: α_1-Antitrypsin und Protein C-Inhibitor [11].

Systemische Entzündungsreaktionen beeinträchtigen die Funktion des Protein C-, Protein S-TM-Systems in vielfältiger Weise (s. Abb. 6 – Übersichten in [11] und [19]). Andererseits zeigen tierexperimentelle Untersuchungen, daß das Protein C- Protein S-TM-System die Auswirkungen der septischen Entzündung maßgeblich moduliert: Hemmung von Protein C oder S durch neutralisierende Antikörper führt zum Tod der Tiere nach Infusion ansonsten subletaler E. coli-Dosen, während andererseits Tiere, die mit aktiviertem Protein C vorbehandelt wurden, die Infusion von im Kontrollexperiment letalen E. coli-Dosen überleben [19].

Bei schweren, insbesondere septischen Infektionen ist die *Protein C-Aktivität* im Plasma in direkter Abhängigkeit vom Schweregrad der Erkrankung reduziert [9, 20, 27, 29, 30, 55, 80]. Bei Patienten mit septischem Schock korreliert die Protein C-Restaktivität negativ mit der Prognose. So ließ sich in der erwähnten Untersuchung von Fourrier et al. ein letaler Verlauf eines septischen Schocks anhand einer Protein C-Aktivität unter 30% mit einer Spezifität von 86%, allerdings nur mit einer Sensivität von 60% vorhersagen [20]. Bei DIG fallen Protein C-Aktivität und -Antigenkonzentration ebenso wie die Aktivität des Protein C-Inhibitors progressiv ab [41]. Ähnlich dem AT III-Verbrauch korreliert der Protein C-Abfall mit dem Schweregrad einer DIG [83]. Damit könnte der Protein C-Bestimmung bei Verdacht auf

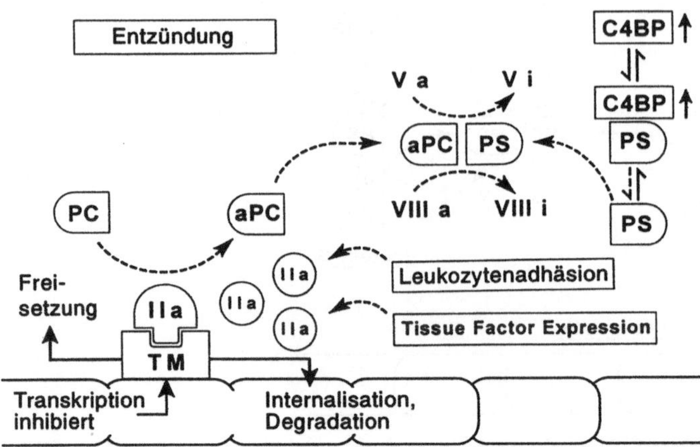

Abb. 6. Einfluß systemisch entzündlicher Reaktionen auf das Protein C-, Protein S-System. Die Verfügbarkeit von Thrombomodulin (TM) auf der Endotheloberfläche ist durch verminderte Expression, durch Internalisierung und proteolytische Solubilisierung eingeschränkt. Das vermehrt anfallende Thrombin kann damit nur unzureichend „antikoagulatorisch moduliert", d.h. zur Protein C-Aktivierung befähigt werden. Freies Protein S nimmt zugunsten des komplexgebundenen ab, da das C4b-bindende Protein (C4BP) im Rahmen der Akutphasereaktion ansteigt. Siehe Legende zu Abb. 5

Sepsis und DIG grundsätzlich ein ähnlicher Stellenwert zukommen wie heute bereits der AT III-Messung. Vorläufig ergeben sich aus der Protein C-Bestimmung keine Konsequenzen im Hinblick auf eine gezielte Substitution. Protein C-Konzentrat steht aber bereits für die klinische Prüfung zu Verfügung und ist in Pilotstudien, u.a. zur Behandlung der Meningokokkensepsis eingesetzt worden [49, 61].

Untersuchungen zur *Protein S-Konzentration* im Plasma septischer Patienten mit oder ohne DIG ergeben kein einheitliches Bild. Während Hesselvik et al. bei Patienten mit schweren Infektionen oder septischem Schock keinen Unterschied in den Plasmakonzentrationen von gesamtem und freiem Protein S gegenüber Gesunden fanden [30], berichten andere Autoren über eine deutliche Abnahme von freiem Protein S zugunsten einer erhöhten komplexgebundenen Fraktion (s. Abb. 6) [80]. Prognostische Bedeutung hinsichtlich der Letalität bei septischem Schock kommt der Protein S-Konzentration im Plasma nicht zu.

Lösliches Thrombomodulin (sTM) kann im Plasma enzymimmunologisch nachgewiesen werden. Erhöhte sTM-Konzentrationen finden sich bei Patienten mit DIG septischer, aber auch anderer Genese und werden als Ausdruck einer vaskulären Endothelschädigung interpretiert [4, 54, 81]. Rekombinantes humanes sTM, das in vitro zur thrombinabhängigen Protein C-Aktivierung fähig ist, wurde im Tierexperiment bereits erfolgreich zur Prävention einer durch Gewebefaktor („tissue factor") oder durch Thrombin induzierten DIG eingesetzt [3, 84].

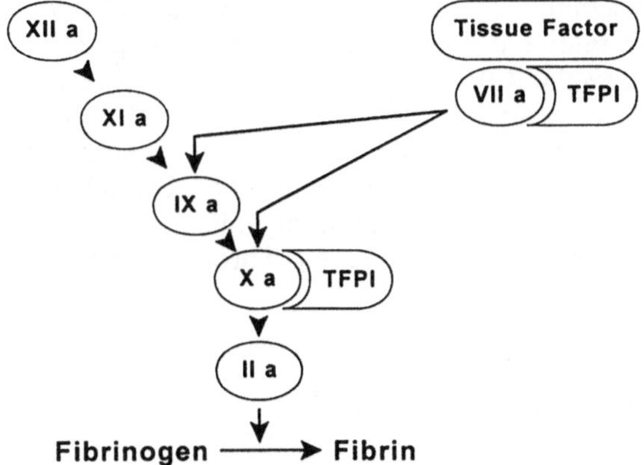

Abb. 7. Angriffspunkte des „tissue factor pathway inhibitor" (TFPI). TFPI bindet in einer kalziumabhängigen Neutralisationsreaktion den aktiven Faktor Xa. In einem zweiten Schritt bindet der TFPI/Xa-Komplex kalziumabhängig an membranständigen „tissue factor"/VIIa-Komplex und hemmt damit dessen katalytische Aktivität

„Tissue factor pathway inhibitor" (TFPI)

TFPI, früher als „lipoprotein associated coagulation inhibitor" (LACI) oder als „extrinsic pathway inhibitor" (EPI) bezeichnet, hemmt nach neutralisierender Komplexbildung mit Faktor Xa in einer kalziumabhängigen Reaktion die katalytische Aktivität des membranständigen Gewebefaktor/Faktor VIIa-Komplexes (s. Abb. 7). Damit kontrolliert TFPI die wichtigste Initialreaktion der Gerinnungsaktivierung [58]. Der mengenmäßig größte Anteil des intravaskulären TFPI ist an die Endotheloberfläche gebunden und kann von dort durch Heparin ins Plasma freigesetzt werden [65]. Im Plasma zirkuliert TFPI vorwiegend als Komplex mit Lipoproteinen und zu weniger als 10% in freier Form. Der thrombozytäre TFPI-Pool macht wiederum nur 10% des Plasmapools aus.

Trotz der theoretisch zu erwartenden Schlüsselfunktion des Inhibitors in der Kontrolle der plasmatischen Gerinnung ist seine physiologische Relevanz bisher nur ungenügend aufgeklärt. Sepsis und DIG gehören zu den wenigen Erkrankungen, bei denen Veränderungen der TFPI-Konzentration im Plasma nachgewiesen wurden [45]. Verschiedene Autoren haben eine Zunahme der TFPI-Plasmaaktivität bei Sepsis und DIG mitgeteilt [9, 63, 82], lediglich in einer Studie wurde die TFPI-Aktivität bei DIG erniedrigt gefunden [5]. Weder die Ursache des TFPI-Anstiegs bei Sepsis noch die Gründe der diskrepanten Befunde in den zitierten Studien sind bisher schlüssig geklärt. In einer eigenen Untersuchung an leukozytopenischen Patienten konnten wir einen Anstieg der TFPI-Plasmaaktivität bei Patienten mit fieberhaften Infektionen in mäßiger, aber signifikanter Korrelation zum Akutphase-Protein Orosomukoid (saures α_1-Glykoprotein, r = 0,44) dokumentieren. Bei

Patienten mit Sepsis oder septischem Schock kam zu einem kurzfristigen TFPI-Abfall bei Fieberbeginn zeitgleich mit zunehmender Thrombingeneration [43]. Für eine pathophysiologische Rolle von TFPI in der Kontrolle einer disseminierten Gerinnungsaktivierung sprechen tierexperimentelle Befunde. So begünstigt TFPI-Depletion beim Kaninchen Auftreten und Schwere einer DIG nach Gewebefaktor- oder Endotoxininfusion [64, 66]. Umgekehrt verhindert – ebenfalls am Kaninchen – die Behandlung mit rekombinantem TFPI DIG und pulmonale Fibrindeposition unter Thromboplastininfusion [13].

Weitere Proteinaseninhibitoren mit Einfluß auf die Gerinnung

Heparin-Kofaktor II (HC II) gehört wie AT III zur Gruppe der Serinproteinasen-Inhibitoren („SERPINs“) und hemmt neben Thrombin auch Chymotrypsin und Kathepsin G [53]. Die Thrombininhibition wird durch Heparin, vor allem aber durch das endogene Glykosaminoglykan Dermatansulfat um den Faktor 1000 beschleunigt [75]. Die physiologische und speziell pathophysiologische Rolle des HC II ist weitgehend unklar, eine Bedeutung als extravaskulärer Thrombininhibitor ist vorgeschlagen worden [42, 75]. Bei DIG fällt die HC II-Aktivität parallel zum AT III ab [12, 76, 77]. Proteolyse von HC II durch Leukozytenelastase oder Kathepsin G führt zu Abbauprodukten mit chemotaktischer Aktivität gegenüber Neutrophilen [32], so daß eine Regulatorfunktion von HC II bei entzündlichen Prozessen möglich ist.

α_2-Makroglobulin (α_2-M) ist ein Inhibitor mit breiter Proteinasenspezifität. In vitro werden durch α_2-M u. a. Thrombin, Faktor Xa, fibrinolytische Enzyme wie Urokinase, t-PA und Plasmin, ferner Kallikrein und lysosomale Proteinasen wie Elastase und Kathepsin G gehemmt (s. [1]). Funktionelles α_2-M ist bei Patienten mit septischen Infektionen vermindert, bei Patienten mit Schock deutlicher als bei normotensiven Sepsispatienten [1]. Bei einzelnen Patienten mit bakterieller Sepsis wurden erhöhte Plasmakonzentrationen von α_2-M-Komplexen mit Thrombin, Plasmin und Kallikrein nachgewiesen [1, 36]. Das Auftreten von α_2-M-Kallikrein-Komplexen und die direkte Korrelation von funktionellem α_2-M mit Faktor XII- und Präkallikrein-Plasmaspiegeln bei Sepsispatienten deuten darauf hin, daß der Verbrauch an funktionellem α_2-M zumindest partiell Folge der Kontaktaktivierung ist [1].

Ob *α_1-Antitrypsin* (α_1-AT – nach neuerer Nomenklatur α_1-Proteinaseinhibitor) für die Kontrolle der Gerinnungsaktivierung bei Sepsis unmittelbar von Bedeutung ist, scheint fraglich. Mittelbare Effekte sind hingegen wahrscheinlich, da α_1-AT die Granulozytenelastase durch Komplexbildung hemmt und damit die Elastase-vermittelte Proteolyse von Inhibitoren wie AT III, C1-Inhibitor und α_2-Antiplasmin ebenso blockiert wie die proteolytische Kontakt- und Komplementaktivierung (Originalreferenzen in [48]). Im tierexperimentellen Sepsismodell (Infusion von E. coli-Endotoxin beim

Schaf) konnte ein synergistisch präventiver Effekt einer kombinierten Vorbehandlung mit AT III und α_1-AT im Hinblick auf eine pulmonale Schädigung gezeigt werden [59].

Bei der als „Antitrypsin Pittsburgh" beschriebenen Spontanmutante ist am P1-Rest des reaktiven Zentrums Methionin durch Arginin ausgetauscht [51]. Die Anti-Elastase-Aktivität ist bei dieser Mutante reduziert, die Inhibitoraktivität gegenüber Thrombin, Plasmin, Kallikrein und Faktor XII jedoch um den Faktor 1000 bis 10000 erhöht [26]. Der Einsatz einer rekombinant hergestellten „α_1-AT Pittsburgh"-Mutante im tierexperimentellen Schockmodell erwies sich unerwartet als nachteilig, was auf eine zusätzliche Hemmung von aktiviertem Protein C zurückgeführt wurde (Übersicht in [26]).

Der *C1-Esterase-Inhibitor* (C1-Inh) zählt ebenfalls zu den Serinproteinaseninhibitoren und hemmt Komplement- und Kontaktaktivierung, mithin wichtige Kaskadensysteme wie das Bradykinin-Kinin-System und die intrinsische Gerinnungs- bzw. Fibrinolyseaktivierung (Übersicht in [24]). Trotz seiner Eigenschaften als Akutphaseprotein kann die Aktivität des Inhibitors bei Sepsispatienten normal oder gelegentlich sogar erniedrigt sein, während die Antigenkonzentration über die funktionelle Aktivität hinaus ansteigt [47]. Dies wird als Ausdruck einer proteolytischen Inaktivierung des Inhibitors bei Sepsis gewertet. In einer ersten klinischen Pilotstudie wurde der Einsatz von C1-Inh-Konzentrat bei 5 Patienten mit septischem Schock geprüft. Bei 4 der 5 Patienten war unter der Behandlung eine rückläufige Komplement- und Kontaktaktivierung sowie ein abnehmender Katecholaminbedarf festzustellen [23].

Inhibitoren der Fibrinolyse

Die wichtigsten Fibrinolyseinhibitoren im Plasma sind das α_2-Antiplasmin und der Plasminogenaktivator-Inhibitor-1 (PAI-1), der Plasminogenaktivatoren vom Gewebe- und Urokinase-Typ (t-PA bzw. u-PA) hemmt (zur Hemmung der intrinsischen kontaktabhängigen Fibrinolyseaktivierung s. C1-Inhibitor).

α_2-Antiplasmin (α_2-AP): Nach experimenteller Endotoxininjektion bei gesunden, freiwilligen Probanden kommt es innerhalb von 60–180 min zu einem maximalen Anstieg der t-PA Konzentration im Plasma. Parallel steigt als Ausdruck der Plasmingeneration die Konzentration zirkulierender Plasmin-α_2-AP-Komplexe an. Die PAI-1-Konzentration im Plasma nimmt verzögert nach 150–240 min zu und hemmt nachfolgend die initial aktivierte Fibrinolyse [14, 73]. Entsprechend dieser frühen Fibrinolysestimulation unter Endotoxinämie konnte bei Patienten mit Meningokokkensepsis und Schock in der frühen Krankheitsphase ein signifikanter Verbrauch und Abfall der α_2-AP-Aktivität – insbesondere bei letalem Schockverlauf – nachgewiesen werden [10]. Ähnliche Befunde wurden von anderen Autoren erhoben [29]. Hier fanden sich bei septischem Schock mit tödlichem

Ausgang auch an den Tagen 2 und 3 nach Diagnosestellung signifikant niedrigere α_2-AP-Werte als bei Patienten, die den septischen Schock überlebten.

Plasminogenaktivator-Inhibitor-1 (PAI-1) wird u.a. im Endothel und in Hepatozyten synthetisiert [44, 72]. Thrombozyten setzen PAI-1 nach Aktivierung frei, wobei der thrombozytäre PAI-1-Pool ca. 85% des gesamten PAI-1 im Blutkompartment ausmacht [37]. PAI-1 verhält sich wie ein Akutphaseprotein [35]. Die PAI-1-Synthese in Hepatozyten ist in vitro durch TNFα, IL-1 sowie bedingt auch durch IL-6 induzierbar [8], im Endothel durch Endotoxin, IL-1 und TNFα [16, 31]. Damit ist bei systemischen Entzündungsreaktionen ein PAI-1-Anstieg sowohl als Folge der hepatischen Akutphasereaktion, als auch im Rahmen der endothelialen Mitreaktion („response to endothelial injury") zu erwarten.

Verschiedene Untersucher haben einen Anstieg der PAI-1-Plasmakonzentration bei Patienten mit Sepsis und septischem Schock beschrieben [10, 15, 22, 29, 38, 52, 57], und PAI-1 als prognostischen Marker empfohlen [10, 15, 22, 29, 57]. PAI-1 korreliert eng mit der Endotoxinkonzentration im Plasma bei Meningokokkensepsis ($r=0{,}89$) [10] sowie mit TNFα- und IL-6-Konzentrationen in der Frühphase eines septischen Schocks [38]. Ferner bestehen gute Korrelationen zum Schweregrad der Erkrankung („severity of disease scores") bzw. zum Auftreten von Organschäden [10, 15, 22]. Die PAI-1-Plasmakonzentration gemessen in der Frühphase einer Sepsis ist ein sensitiver Prognosefaktor hinsichtlich eines komplizierten Verlaufs mit Schock und Organversagen [10] bzw. eines letalen Ausgangs bei septischem Schock [57]. Unterschiedlich wird die prognostische Aussagekraft der PAI-1-Konzentration im weiteren Krankheitsverlauf beurteilt. Einerseits wird die Persistenz hoher PAI-1-Werte als prognostisch ungünstig gewertet [22, 29]. Andererseits wird bei Patienten im septischen Schock mit initial hohen PAI-1-Konzentrationen (>550 ng/ml) eine gleichbleibend schlechte Prognose auch bei Abfall der PAI-1-Konzentration im Verlauf beschrieben [38].

Zusammenfassung

Im Rahmen der septischen Entzündungsreaktion mit disseminierter Gerinnungs- und Fibrinolyseaktivierung kommt es zu einem Inhibitorenverbrauch, der – cum grano salis – mit der Schwere der Erkrankung und damit zum Teil mit der Prognose korreliert. Ursache hierfür ist neben der spezifischen Inhibitorreaktion mit aktivierten Proteasen die unspezifische Proteolyse von Inhibitoren z.B. durch Granullozytenelastase. Der Inhibitorenverbrauch läßt sich im Plasma als Konzentrations- oder Aktivitätsverlust nachweisen und damit als diagnostischer oder prognostischer Parameter nutzen. Eine Ausnahme bilden Inhibitoren, die wie Akutphaseproteine reagieren (PAI-1, C1-Inhibitor, evtl. TFPI). Der Nachweis eines Verbrauchs bzw. eines erhöhten Umsatzes dieser Inhibitoren erfordert wie im Falle des C1-Inhibitors spezielle Nachweisverfahren für Enzym-Inhibitor-Komplexe oder aber für inaktiven Inhibitor bzw. Inhibitorfragmente. Im Falle des PAI-1 ist der Anstieg der Inhibitorkonzentration im Plasma prognostisch verwertbar.

In der Routinediagnostik ist heute die frühzeitige und verlaufskontrollierende AT III-Bestimmung bei klinischem Sepsisverdacht zur Erfassung einer DIG indiziert. Sie muß durch den Nachweis eines typischen Aktivierungsmarkers ergänzt werden. PAI-1 bietet sich als prognostischer Marker in der Frühphase einer Sepsis oder eines septischen Schocks an.

Die gezielte und frühzeitige Substitution mit AT III-Konzentrat zählt heute zu den am besten begründbaren Supportivmaßnahmen bei Sepsis mit DIG. Durchaus aussichtsreich, aber noch klinisch zu prüfen sind die Hochdosis-AT III-Therapie bei septischem Schock, die Substitution mit Protein C-Konzentrat und schließlich die Behandlung mit C1-Inhibitor. Aus tierexperimentellen Studien kann der Schluß gezogen werden, daß die Behandlung von Sepsispatienten mit physiologischen Proteinaseninhibitoren durch früheren Einsatz effektiver gestaltet werden könnte. Hierzu bedarf es der Entwicklung und klinischen Validierung von Prognosefaktoren, die bereits die anlaufende septische Entzündungsreaktion erkennen lassen.

Literatur

1. Abbink JJ, Nuijens JH, Eerenberg AJM et al. (1991) Quantification of functional and inactivated α_2-macroglobulin in sepsis. Thromb Haemost 65:32–39
2. American College of Chest Physicians (1992) Society of Critical Care Medicine Consensus Conference: Definitions for sepsis and organ failure and guidelines for the use of innovative therapies in sepsis. Crit Care Med 20:864–874
3. Aoki Y, Ohishi R, Takei R et al. (1993) Effects of recombinant human soluble thrombomodulin (rhs-TM) on disseminated intravascular coagulation model in rats with decreased AT III level. Thromb Haemost 69:736 (abstract)
4. Asakura H, Jokaji H, Saito M et al. (1991) Plasma levels of soluble thrombomodulin increase in cases of disseminated intravascular coagulation with organ failure. Am J Hematol 38:281–287
5. Bajaj MS, Rana SV, Wysolmerski RB, Bajaj SP (1987) Inhibitor of the factor VIIa-tissue factor complex is reduced in patients with disseminated intravascular coagulation but not in patients with severe hepatocellular disease. J Clin Invest 79: 1874–1878
6. Blauhut B, Necek S, Vinazzer H, Bergmann H (1982) Substitution therapy with an antithrombin III concentrate in shock and DIC. Thromb Res 27:271–278
7. Blauhut B, Kramar H, Vinazzer H, Bergmann H (1985) Substitution of antithrombin III in shock and DIC. A randomized study. Thromb Res 39:81–89
8. Boer JP de, Abbink JJ, Brouwer MC et al. (1991) PAI-1 synthesis in the human hepatoma cell line Hep G2 is increased by cytokines – evidence that the liver contributes to acute phase behaviour of PAI-1. Thromb Haemost 65:181–185
9. Brandtzaeg P, Sandset PM, Joo GB et al. (1989) The quantitative association of plasma endotoxin, antithrombin, protein C, extrinsic pathway inhibitor and fibrinopeptide A in systemic meningococcal disease. Thromb Res 55:459–470
10. Brandtzaeg P, Joo GB, Brusletto B, Kierulf P (1990) Plasminogen activator inhibitor 1 and 2, alpha-2-antiplasmin, plasminogen, and endotoxin levels in systemic meningococcal disease. Thromb Res 57:271–278

11. Comp PC, Esmon CT (1991) Regulatory mechanisms in hemostasis: Natural anticoagulants. In: Hoffman R, Benz EJ, Shattil SJ et al. (eds) Hematology. Basic principles and practice. Churchill Livingstone, New York, pp 1243–1251
12. Chuansumrit A, Manco-Johnson MJ, Hathaway WE (1989) Heparin cofactor II in adults and infants with thrombosis and DIC. Am J Hematol 31:109–113
13. Day KC, Hoffman LC, Palmier MO et al. (1990) Recombinant lipoprotein-associated coagulation inhibitor inhibits tissue thromboplastin-induced intravascular coagulation in the rabbit. Blood 76:1538–1545
14. Deventer SJH van, Büller HR, ten Cate JW et al. (1990) Experimental endotoxemia in humans: analysis of cytokine release and coagulation, fibrinolytic, and complement pathways. Blood 76:2520–2526
15. Dofferhoff ASM, Bom VJJ, Vries-Hospers HG de et al. (1992) Patterns of cytokines, plasma endotoxin, plasminogen activator inhibior, and acute-phase proteins during the treatment of severe sepsis in humans. Crit Care Med 20:185–192
16. Emeis JJ, Kooistra T (1986) Interleukin 1 and lipopolysaccharide induce an inhibitor of tissue-type plasminogen activator in vivo and in cultured endothelial cells. J Exp Med 163:1260–1266
17. Emerson TE, Fournel MA, Leach WJ, Redens TB (1987) Protection against disseminated intravascular coagulation and death by antithrombin III in the Escherichia coli endotoxemic rat. Circ Shock 21:1–13
18. Emerson TE, Fournel MA, Redens TB et al. (1989) Efficacy of antithrombin III supplementation in animal models of fulminant Escherichia coli endotoxemia or bacteremia. Am J Med 87 (3B):27–33
19. Esmon CT, Taylor FB, Snow Tr (1991) Inflammation and coagulation: Lined processes potentially regulated through a common pathway mediated by protein C. Thromb Haemost 66:160–165
20. Fourrier F, Chopin C, Goudemand J et al. (1992) Septic shock, multiple organ failure, and disseminated intravascular coagulation. Compared patterns of antithrombin III, protein C, and protein S deficiencies. Chest 101:816–823
21. Fourrier F, Chopin C, Huart JJ et al. (1993) Double-blind, placebo-controlled trial of antithrombin III concentrates in septic shock with disseminated intravascular coagulation. Workshop on Disseminated Intravascular Coagulation, Rauischholzhausen, May 12–14, 1993 (Abstract No. 14).
22. Frank D, Maurin N (1993) Sepsis and septic shock: haemostasis fibrinolysis equilibrium as a prognostic factor and an indicator during therapy. Thromb Haemost 69:731 (abstract)
23. Hack CE, Voerman HJ, Eisele B et al. (1992) C1-esterase inhibitor substitution in sepsis. Lancet 1:378
24. Hack CE, Ogilvie AC, Eisele B et al. (1993) C1-inhibitor substitution therapy in septic shock and in the vascular leak syndrome induced by high doses of interleukin-2. Intensive Care Med 19:19–28
25. Harper PL, Williamson L, Park G et al. (1991) A pilot study of antithrombin replacement in intensive care management: the effects on mortality, coagulation and renal function. Transfusion Med 1:121–128
26. Harper PL, Hermans JM, Carrell RW (1992) Recombinant natural anticoagulants: a review. J Royal Soc Med 85:407–411
27. Heidinger K, Kemkes-Matthes B, Lasch HG (1993) Protein C and S in inflammatory diseases. Thromb Haemost 69:725 (abstract)
28. Hellgren M, Javelin L, Hägnevik K, Blombäck M (1984) Antithrombin III concentrate as adjuvant in DIC treatment. A pilot study in 9 severely ill patients. Thromb Res 35:459–466
29. Hesselvik JF, Blombäck M, Brodin B, Maller R (1989) Coagulation, fibrinolysis and kallikrein systems in sepsis: Relation to outcome. Crit Care Med 17:724–733

30. Hesselvik JF, Mahn J, Dahlbäck B, Blombäck M (1991) Protein C, protein S and C4b-binding protein in severe infection and septic shock. Thromb Haemost 65: 126–129
31. Hinsbergh VWM van, Kooistra T, van de Berg EA et al. (1988) Tumor necrosis factor increases the production of plasminogen activator inhibitor in human endothelial cells in vitro and in rats in vivo. Blood 72: 1467–1473
32. Hoffman M, Pratt CW, Brown RL, Church FC (1989) Heparin cofactor II-proteinase reaction products exhibit neutrophil chemoattractant activity. Blood 73: 1682–1685
33. Inoue Y, Kohno S, Miyazaki T, Yamaguchi K (1991) Effect of a platelet activating factor antagonist and antithrombin III on septicemia and endotoxemia in rats. Tohoku J Exp Med 163: 175–185
34. Jordan RE, Nelson RM, Kilpatrick J et al. (1989) Inactivation of human antithrombin by neutrophil elastase. J Biol Chem 264: 10493–10500
35. Juhan-Vague I, Aillaud MF, Cock F de et al. (1985) The fast-acting inhibitor of tissue plasminogen activator is an acute phase reactant protein. In: Davidson JF, Donati MB, Coccheri S (eds) Progress in fibrinolysis. Churchill Livingstone, Edinburgh p 146
36. Kaufman N, Page JD, Pixley RA et al. (1991) α_2-Makroglobulin-kallikrein complexes detect contact system activation in hereditary angioedema and human sepsis. Blood 77: 2660–2667
37. Kruithof EKO, Nicoloso G, Bachmann F (1987) Plasminogen activator inhibitor 1: Development of a radioimmunoassay and observations on its plasma concentration during venous occlusion and after platelet aggregation. Blood 70: 1645–1653
38. Kruithof EKO, Calandra T, Pralong G et al. (1993) Evolution of plasminogen activator inhibitor type 1 in patients with septic shock – correlation with cytokine concentrations. Fibrinolysis 7: 117–121
39. Laursen B, Mortensen JZ, Frost L, Hansen KB (1981) Disseminated intravascular coagulation in hepatic failure treated with antithrombin III. Thromb Res 22: 701–704
40. Mammen EF, Miyakawa T, Phillips TF et al. (1985) Human antithrombin concentrates and experimental disseminated intravascular coagulation. Semin Thromb Hemost 11: 373–383
41. Marlar RA, Endres-Brooks J, Miller C (1985) Serial studies of protein C and its plasma inhibitor in patients with disseminated intravascular coagulation. Blood 66: 59–63
42. McGuire EA, Tollefsen DM (1987) Activation of heparin cofactor II by fibroblasts and vascular smooth muscle cells. J. Biol Chem 262: 169–173
43. Mesters RM, Kienast J, Ostermann H, van de Loo J (1993) Tissue factor pathway inhibitor (TFPI) in septicemia: a prospective study in neutropenic patients. Thromb Haemost 69: 1198 (abstract)
44. Mourik JA van, Lawrence DA, Loskutoff DJ (1984) Purification of an inhibitor of plasminogen activator (antiactivator) synthesized by endothelial cells. J Biol Chem 159: 14914–14921
45. Novotny WF, Brown SG, Miletich JP et al. (1991) Plasma antigen levels of the lipoprotein-associated coagulation inhibitor in patient samples. Blood 78: 387–393
46. Nowak-Göttl U, Groll A, Kreuz WD et al. (1992) Behandlung der Verbrauchskoagulopathie mit Antithrombin III-Konzentrat bei Kindern mit nachgewiesener Sepsis. Klin Pädiatr 204: 134–140
47. Nuijens JH, Eerenberg-Belmer AJM, Huijbregts CCM et al. (1989) Proteolytic inactivation of plasma C1-inhibitor in sepsis. J Clin Invest 84: 443–450
48. Nuijens JH, Abbink JJ, Wachtfogel YT et al. (1992) Plasma elastase α_1-antitrypsin and lactoferrin in sepsis: evidence for neutrophils as mediators in fatal sepsis. J Lab Clin Med 119: 159–168
49. Okajima K, Imamura H, Koga S et al. (1990) Treatment of patients with disseminated intravascular coagulation by protein C. Am J Hematol 33: 277–278

50. Okamoto K, Takaki A, Takeda S et al. (1992) Coagulopathie in disseminated intravascular coagulation due to abdominal sepsis: determination of prothrombin fragment 1+2 and other markers. Haemostasis 22: 17–24
51. Owen MC, Brennan SO, Lewis JH, Carell RW (1983) Mutation of antitrypsin to antithrombin, alpha-1-antitrypsin Pittsburgh (358 Met-Arg), a fatal bleeding disorder. N Engl J Med 309:694–698
52. Páramo JA, Pérez JL, Serrano M, Rocha E (1990) Types 1 and 2 plasminogen activator inhibitor and tumor necrosis factor alpha in patients with sepsis.Thromb Haemost 64:3–6
53. Parker KA, Tollefsen DM (1985) The protease specificity of heparin cofactor II. J Biol Chem 2603501–3505
54. Peters M, Fijnvandraat K, Derkx B et al. (1993) Severely reduced protein C levels predict a high mortality in meningococcal shock. Thromb Haemost 69: 1197 (abstract)
55. Philippé J, Offner F, Declerck PJ et al. (1991) Fibrinolysis and coagulation in patients with infectious disease and sepsis. Thromb Haemost 65: 291–295
56. Prager RL, Dunn EL, Kirsh MM, Penner JA (1979) Endotoxin-induced intravascular coagulation (DIC) and its therapy. Adv Shock Res 2: 277–287
57. Pralong G, Calandra T, Glauser MP et al. (1989) Plasminogen activator inhibitor 1: a prognostic marker in septic schock. Thromb Haemost 61: 459–462
57a. Rao LVM, Rapaport SI, Hoang AD (1993) Binding of factor VII a to tissue factor permits rapid antithrombin III/heparin inhibition of factor VIIIa. Blood 81: 2600–2607
58. Rapaport SI (1991) The extrinsic pathway inhibitor: A regulator of tissue factor-dependent blood coagulation. Thromb Haemost 66: 6–15
59. Redens TB, Leach WJ, Bogdanoff DA, Emerson TE (1988) Synergistic protection from lung damage by combining antithrombin-III and α_1-proteinase inhibitor in the E. coli endotoxemic sheep pulmonary dysfunction model. Circ Shock 26: 15–26
60. Redens TB, Emerson TE (1989) Antithrombin III treatment limits disseminated intravascular coagulation in endotoxemia. Circ Shock 28: 49–58
61. Rivard GE, David M, Farrell C et al. (1993) Treatment of purpura fulminans in meningococcemia with protein C concentrate. Thromb Heamost 69: 1198 (abstract)
62. Sakata Y, Curriden S, Lawrence D et al. (1985) Activated protein C stimulates the fibrinolytic activity of cultured endothelial cells and decreases antiactivator activity. Proc Natl Acad Sci USA 82: 1121–1125
63. Sandset PM, Roise O, Aasen AO, Abildgard U (1989) Extrinsic pathway inhibitor in postoperative/posttraumatic septicemia: increased levels in fatal cases. Haemostasis 19: 189–195
64. Sandset PM, Warn-Cramer BJ, Maki SL, Rapaport SI (1991) Immunodepletion of extrinsic pathway inhibitor sensitizes rabbits to endotoxin-induced intravascular coagulation and the generalized Shwartzman reaction. Blood 78: 1496–1502
65. Sandset PM, Abildgaard U (1991) Extrinsic pathway inhibitor – the key to feedback control of blood coagulation initiated by tissue thromboplastin. Haemostasis 21: 219–239
66. Sandset PM; Warn-Cramer BJ, Rao LVM et al. (1991) Depletion of extrinsic pathway inhibitor (EPI) sensitizes rabbits to disseminated intravascular coagulation induced with tissue factor: evidence supporting a physiologic role for EPI as a natural anticoagulant. Proc Natl Acad Sci USA 88: 708–712
67. Schipper HG, Jenkins CSP, Kahlé LH, ten Cate JW (1978) Antithrombin-III transfusion in disseminated intravascular coagulation. Lancet 1: 854–856
68. Schottmüller H (1914) Wesen und Behandlung der Sepsis. Verh Dtsch Ges Inn Med 31: 257
69. Schuster HP (1989) Sepsis als Ursache des Multiorganversagens. Definition, Pathophysiologie und diagnostische Parameter. Anästh Intensivther Notfallmed 24: 206–211

70. Seitz R, Wolf M, Egbring R et al. (1987) Participation and interactions of neutrophil elastase in haemostatic disorders of patients with severe infections. Eur J Haematol 38 : 231 – 240
71. Seitz R, Wolf M, Egbring R, Havemann K (1989) The disturbance of hemostasis in septic shock: role of neutrophil elastase and thrombin, effects of antithrombin III and plasma substitution. Eur J Haematol 43 : 22 – 28
72. Sprengers ED, Princen HMG, Kooistra T, Hinsbergh VWM van (1985) Inhibition of plasminogen activators by conditioned medium of human hepatocytes and hepatoma cell line Hep G2. J Lab Clin Med 105 : 751 – 758
73. Suffredini AF, Harpel PC, Parillo JE (1989) Promotion and subsequent inhibition of plasminogen activation after administration of intravenous endotoxin to normal subjects. N Engl J Med 320 : 1165 – 1172
74. Taylor FB, Emerson TE, Jordan R et al. (1988) Antithrombin III prevents the lethal effects of Escherichia coli infusion in baboons. Circ Shock 26 : 227 – 235
75. Tollefsen DM, Pestka CA, Monafo WJ (1983) Activation of heparin cofactor II by dermatan sulfate. J Biol Chem 258 : 6713 – 6716
76. Tollefsen DM, Pestka CA (1985) Heparin cofactor II activity in patients with disseminated intravascular coagulation and hepatic failure. Blood 66 : 769 – 774
77. Tran TH, Duckert F (1984) Heparin cofactor II determination – levels in normals and patients with hereditary antithrombin III deficiency and disseminated intravascular coagulation. Thromb Haemost 52 : 112 – 116
78. Triantaphyllopoulos DC (1984) Effects of human antithrombin III on mortality and blood coagulation induced in rabbits by endotoxin. Thromb Haemost 51 : 232 – 235
79. Vinazzer H (1989) Therapeutic use of antithrombin III in shock and disseminated intravascular coagulation. Semin Thromb Haemost 15 : 347 – 352
80. Voss R, Matthias FR, Borkowski G, Reitz D (1990) Activation and inhibition of fibrinolysis in septic patients in an internal intensive care unit. Br J Haematol 75 : 99 – 105
81. Wada H, Ohiwa M, Kaneko T et al. (1992) Plasma thrombomodulin as a marker of vascular disorders in thrombotic thrombocytopenic purpura and disseminated intravascular coagulation. Am J Hematol 39 : 20 – 24
82. Warr TA, Rao LVM, Rapaport SI (1989) Human plasma extrinsic pathway inhibitor activity: II. Plasma levels in disseminated intravascular coagulation and hepatocellular disease. Blood 74 : 994 – 998
83. Wieding JU, Eisinger G, Köstering H (1989) Diagnostik der disseminierten intravasalen Gerinnung: Aussagekraft von löslichem Fibrin, D-Dimeren und Fibrin(ogen)-Spaltprodukten. Klin Wochenschr 67 : 764 – 773
84. Witt W, Fredrich M, Wydro R, Morser J (1993) Antithrombotic effects of recombinant soluble human thrombomodulin analogues in animal models of tissue-factor and thrombin induced DIC, Workshop on Disseminated Intravascular Coagulation, Rauischholzhausen, May 12 – 14 (Abstract No. 39)

Diagnostischer Stellenwert von Aktivierungsmarkern der Hämostase

M. Spannagl und W. Schramm

Im Hämostaselabor ist neben der Durchführung von Globaltests die funktionelle und Antigencharakterisierung der einzelnen Enzyme, Kofaktoren und Inhibitoren des Gerinnungs- und Fibrinolysesystems routinemäßig durchführbar. Diese Diagnostik kann inzwischen durch die Erfassung der sog. Aktivierungsmarker ergänzt werden. Während bei der Messung der stabil im Plasma vorliegenden Faktoren eine angeborene bzw. mehr oder weniger dauerhaft erworbene Störung der Hämostase erfaßt wird, ergibt sich mit der Messung von Aktivierungsmarkern die Möglichkeit, den aktuellen Umsatz im Gerinnungs- bzw. Fibrinolysesystem der Patienten zu bestimmen. Methodische Schwierigkeiten sowie Probleme der Interpretation der einzelnen Aktivierungsmarker im jeweiligen klinischen Kontext sollen im Folgenden diskutiert werden.

Methoden zur Erfassung von Aktivierungsmarkern

Zur Erfassung einer akut ablaufenden Aktivierung der Hämostase bietet sich die Konzentrationsmessung von zellulären Freisetzungsprodukten, Aktivierungspeptiden, Enzym-Inhibitor-Komplexen und Spaltprodukten aus Fibrinogen bzw. Fibrin in Plasma oder auch anderen Körperflüssigkeiten an.

Globalteste:
- Quick,
- PTT,
- Thrombinzeit.

Ruheparameter:
- Einzelfaktoren,
- Inhibitoren,
- Kofaktoren.

Aktivierungsmarker:
- zelluläre Freisetzungsprodukte
  (PAI I, Thrombomodulin, Plättchenfaktoren),
- Aktivierungspeptide
  (F 1+2 Fragment aus Prothrombin),

Martin/Nawroth (Hrsg.)
Fachübergreifende Aspekte der Hämostaseologie

- Enzym-Inhibitor-Komplexe (Thrombin-Antithrombin-, Plasmin-Antiplasmin-Komplex),
- Abbauprodukte aus Fibrinogen und Fibrin (D-Dimer).

Bei der Erfassung von Aktivierungsmarkern werden nahezu ausschließlich Antikörper zur Detektion der jeweiligen Analyten verwendet. Daraus ergeben sich eine Reihe von Problemen mit der Analytcharakterisierung, der Spezifität im pathologischen Probenmaterial und der Standardisierung. Die klassische Standardkurve des Gerinnungslabors, nämlich die Verdünnung eines Normalplasmapools, steht dafür naturgemäß nicht mehr zur Verfügung. Dazu kommt, daß die Testkits verschiedener Hersteller zur Messung desselben Analyten unterschiedliches Antikörper- und Standardmaterial verwenden, so daß die Ergebnisse quantitativ nicht vergleichbar sind. Die Spezifität der Tests wird durch mögliche Kreuzreaktionen mit ähnlichen Epitopen beeinträchtigt. Die Synthese von gering veränderten Proteinen bzw. ein etwas veränderter Abbau ist besonders bei den mit vielen Krankheitsbildern einhergehenden Akut-Phasenreaktionen möglich.

Klinische Evaluation

Mit jeder Entzündungsreaktion findet eine Aktivierung des Gerinnungs- und Fibrinolysesystems statt. Somit ist ein Anstieg von hämostase-assoziierten Aktivierungsmarkern noch kein Krankheitszeichen, sondern muß im Rahmen einer physiologischen Entzündungsreaktion gesehen werden. Deutlich wird dieses Problem bei der Suche nach laborchemischen Markern für venöse Thrombosen. Dieses Krankheitsbild tritt häufig als sekundäre Komplikation nach Trauma, Operation oder bei längerer Behinderung durch chron. Krankheiten auf. Der Anstieg von Thrombin-assoziierten Aktivie-

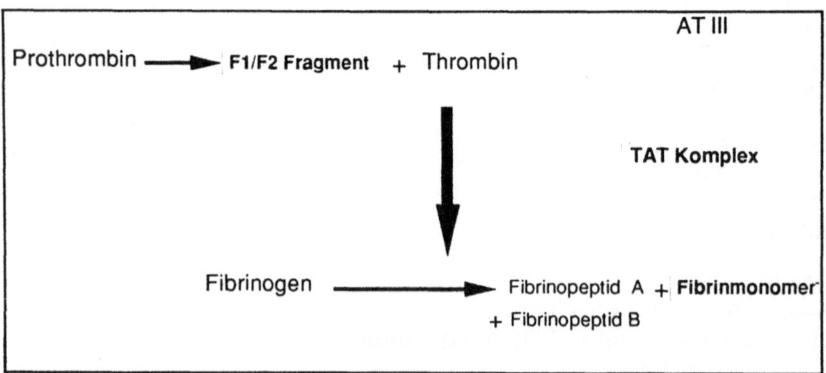

Abb. 1. Aktivierungsmarker die mit der Bildung (F1+2 Fragment, Thrombin-Antithrombin-Komplex) und Wirkung von Thrombin auf Fibrinogen (Fibrinmonomer, Fibrinopeptide) assoziiert sind

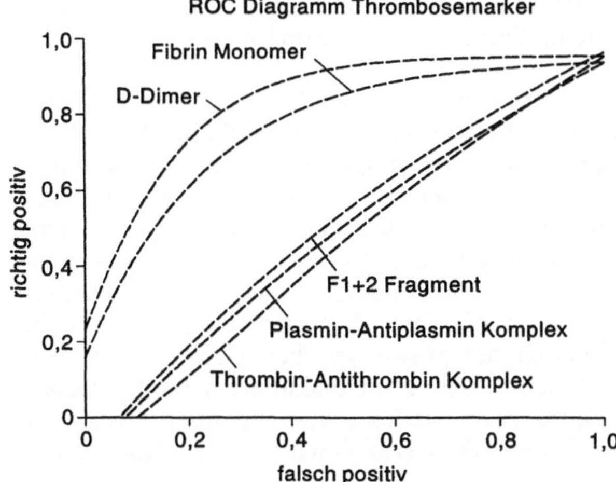

Abb. 2. Sensitivitäts-Spezifitätsdiagramm für Aktivierungsmarker die die Bildung und Wirkung von Thrombin anzeigen bei Patienten mit akuter Beinvenenthrombose ohne Vorerkrankungen

rungsmarkern kann eine dabei ablaufende vermehrte Gerinnungsaktivierung anzeigen.

Für laborchemische Thrombosemarker bestünde insofern auch ein Bedarf, als keine ausreichend empfindlichen und spezifischen klinischen Thrombosezeichen verfügbar sind. Man erhofft sich nun von den Aktivierungsmarkern des Gerinnungssystems eine wertvolle Ergänzung der apparativen Thrombosediagnostik. Die bisherigen Erfahrungen zeigen, daß der für Thrombin- und nachfolgende Plasminwirkung integrale Parameter D-Dimer die beste Sensitivität hat (d.h. möglichst viele als erkrankt erkannte Patienten). Für alle untersuchten Aktivierungsmarker zeigen die vorliegenden Daten eine unzureichende Spezifität (d.h. richtiges Erkennen von nicht Erkrankten). Interessanterweise weisen die mit der Bildung von Thrombin assoziierten Parameter (F1+2 Fragment und Thrombin-Antithrombin-Komplex) eine schlechtere Sensitivität als die mit der Wirkung von Thrombin auf Fibrinogen assoziierten Marker (Fibrin Monomer, D-Dimer).

Die sog. ROC Diagramme stellen den Zusammenhang zwischen dem Anteil der falsch positiv diagnostizierten Patienten (1-Spezifität) und dem Anteil der richtig positiv erkannten Patienten (Sensitivität) entlang des Meßbereichs eines Analyten dar. Abbildung 2 zeigt das ROC Diagramm für verschieden Thrombin-assoziierte Marker des Gerinnungssystems bezüglich des Erkennens einer frischen tiefen Beinvenenthrombose. Untersucht wurden 150 Patienten, die mit entsprechender Verdachtsdiagnose in eine Gefäßsprechstunde eingewiesen wurden. Die Diagnose einer tiefen Beinvenenthrombose wurde duplexsonographisch bei 52 Patienten gesichert. In Übereinstimmung mit der vorliegenden Literatur erwiesen sich bei dieser Untersuchung Parameter, die den Umsatz auf der Ebene des Fibrinogens anzeigen

(Fibrin Monomer, D-Dimer) den Parametern übelegen, die die Entstehung von Thrombin (F1+2 Fragment, Thrombin-Antithrombin II-Komplex) anzeigen.

Insgesamt sind Messungen von Aktivierungsmarkern größeren Schwankungen unterworfen als Messungen stabil im Plasma regulierter Einzelfaktoren. Neben den schon besprochenen Problemen der Standardisierung und der Verwendung unterschiedlicher Antikörper ist der Plasmaspiegel der Aktivierungsmarker von den individuellen klinischen Bedingungen abhängig. Kumulation durch Funktionseinschränkung oder Verlust von Ausscheidungsorganen können sich ebenso wie vermehrte Neusynthese oder extravasaler Verlust in einer stark schwankenden Halbwertszeit äußern. Nicht zuletzt können die Auswirkungen der präanalytischen Bedingungen sehr ausgeprägt sein. Dies erklärt neben den oben diskutierten methodischen Problemen die wiederholt beobachtete starke intra- und interindividuelle Streubreite der Plasmaspiegel von Aktivierungsmarkern des Hämostasesystems.

Probleme des postoperativen Einsatzes von laborchemischen Thrombosemarkern

Abbildung 3 zeigt den Verlauf der D-Dimer Plasmaspiegel nach operativer Therapie bei Patienten mit einer traumatischen Oberschenkelhalsfraktur. Am 8. postoperativen Tag wurde eine Phlebographie durchgeführt. Dabei konnte bei 12 von 73 Patienten eine tiefe Beinvenenthrombose gesichert werden. Die engmaschig bestimmten D-Dimer Plasmaspiegel lagen bei diesen Patienten im Bereich des Verlaufs der Patienten ohne Thrombosezeichen.

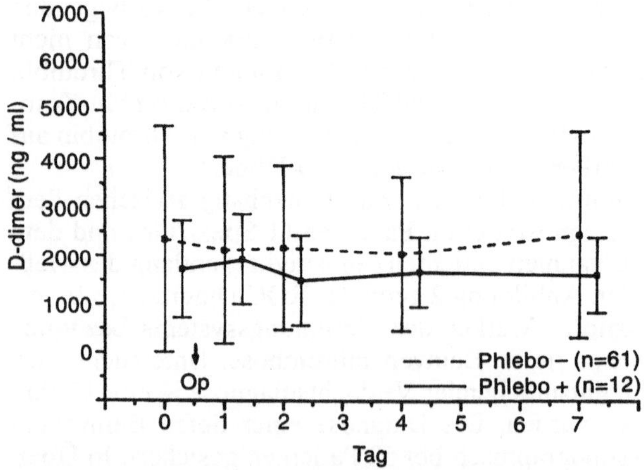

Abb. 3. Verlauf der D-Dimer-Plasmaspiegel nach operativer Therapie traumatischer Hüftfrakturen bei Patienten mit und ohne tiefe Beinvenenthrombose

Daraus ergibt sich, daß die Gerinnungs- und Fibriolyseaktivierung nach dem Unfall die sekundäre Gerinnungsaktivierung im Rahmen der Thrombose überlagert. Eine diagnostische Aussage bezüglich des Vorliegens einer Thrombose war bei dieser Studie mit dem Aktivierungsmarker D-Dimer nicht möglich. Fibrinbildung und -abbau sind auf Grund des Traumas und der nachfolgenden Operation so erhöht, daß die Entstehung einer Thrombose zusätzlich nicht mehr erkennbar ist.

Zusammenfassend kann festgestellt werden, daß der Stellenwert der Aktivierungsmarker mit wenigen Ausnahmen derzeit mehr in der Einsicht in pathobiochemische Mechanismen als in der individuellen Risikoeinschätzung im klinischen Alltag beruht. Die Marker, die den Umsatz auf der Ebene des Fibrinogens (Fibrinmonomer) bzw. Fibrins (D-Dimer) anzeigen, weisen in den bis jetzt vorliegenden Untersuchungen eine hohe Sensitivität (d.h. richtiges Erkennen von erkrankten Patienten) in der Diagnostik von primär thromboembolischen Erkrankungen auf.

Literatur

1. Bauer KA (1991) Pathobiology of the hypercoagulable state: Clinical features, laboratory evaluation, and management. In: Hoffman R, Benz EJ, Shattil et al. (eds) Hematology: Basic principles and clinical practice. Churchill Livingstone, Edinburgh, pp 1415–1430
2. Beek EJR, Ende B van den, Berckmans RJ, Heide YT van der, Brandjes DPM, Sturk A, ten Cate JW (1993) A comparative analysis of D-dimer assays in patients with clinically suspected pulmonary embolism. Thromb Haemostas 70:408–413
3. DVTENOX Study Group (1993) Markers of hemostatic system activation in acute deep vein thrombosis-evolution during the first days of heparin treatment. Thromb Haemostas 70:909–914
4. Schramm W, Spannagl M (1989) Pathogenese und Labordiagnostik venöser Thrombosen. Herz 14:323–328
5. Spannagl M, Weber M, Kußmann J, Schramm W (1987) Diagnostic Value of elevated cross-linked fibrin degradation products. Excerpta Medica ICS 745:209–212
6. Stapff M, Betzl G, Küffer GV, Hahn D, Spengel FA (1989) Stellenwert der Duplex-Sonographie in der Diagnostik der tiefen Bein- und Beckenvenenthrombose. Bildgebung/Imaging 56:52–56

Thrombozytenaggregationshemmer: Risiko und Therapie der hämostaseologischen Nebenwirkungen

H. Patscheke

In der Klinik gehören Störungen der zellulären Hämostase zu den häufigsten Hämostasestörungen. Ein erheblicher Anteil entfällt dabei auf Thombozytopenien. Thrombozytenfunktionsstörungen beruhen häufig auf der Einnahme von Thrombozytenaggregationshemmern. Zur Diagnostik des zellulären Hämostasepotentials stehen in der klinischen Routine in der Regel nur die Bestimmungen der Plättchenzahl zur Verfügung. Bezüglich der Thrombozytenfunktion klafft zumeist eine diagnostische Lücke, denn die Blutungszeit als Funktionsparameter wird selten angewandt, weil sie umständlich ist, erheblich streut und mit einem gewissen Risiko zur Narbenbildung belastet ist. Sie ist außerdem nicht funktionsspezifisch, da sie bei Plättchenzahlen unter 100 000/µl auch bei funktionell intakten Plättchen verlängert ist. Auch Aggregometerteste sind nicht von der Plättchenkonzentration ganz unabhängig. Immerhin führt die Einnahme von Thrombozytenaggregationshemmern in solchen funktionellen Tests zu deutlichen Veränderungen: Die Blutungszeit wird durch Azetylsalizylsäure (ASS) in etwa verdoppelt und die Kollagen-induzierte Aggregation wird weitgehend unterdrückt. Zur präoperativen Kontrolle des Hämostasepotentials werden neben den Globaltesten der Gerinnung wie PTT und Quick-Test die Thrombozytenzahl bestimmt. Die Blutungszeit wird nur in solchen Fällen eingesetzt, in denen ein anamnestischer Verdacht auf eine Thrombozytenfunktionsstörung gegeben ist. Das heißt, in der Regel werden die Thrombozytenfunktion und damit auch medikamentös bedingte Störungen der zellulären Hämostase nicht erfaßt, solange nicht ein besonderer Verdacht vorliegt.

Besteht eine thrombozytär bedingte Blutungsneigung, so ist die Therapie der Wahl das Auffüllen des zellulären Hämostasepotentials mit Thrombozytenkonzentraten, ganz analog dem Vorgehen beim Fehlen plasmatischer Gerinnungsfaktoren, wo Faktorenkonzentrate eingesetzt werden. Eine gewisse Alternative zu Thrombozytenkonzentraten bietet Desmopressin (Minirin^{R}), das einen gewissen hämostyptischen Effekt haben kann. Es ist noch ungewiß, ob dafür die durch Desmopressin induzierte Sekretion des von-Willebrand-Faktors aus den Waibel-Palade-Körperchen der Endothelzellen verantwortlich ist. Beruht eine Funktionsstörung auf der Einnahme von Aggregationshemmern, ist zu beachten, daß die Wirkung auch nach Absetzen des Medikaments andauern kann. Azetylsalizylsäure (ASS) hat einen irreversiblen Hemmeffekt, der für die Lebenszeit der Thrombozyten anhält. Eine durch ASS verlängerte Blutungszeit kehrt nach Absetzen von ASS

Martin/Nawroth (Hrsg.)
Fachübergreifende Aspekte der Hämostaseologie

daher erst dann zur Norm zurück, wenn genügend frische Plättchen in die Zirkulation gelangt sind. Es muß jedoch nicht die gesamte Lebenszeit der Thrombozyten von annähernd 10 Tagen abgewartet werden, da bei normaler Plättchenkonzentration ein Anteil von voll funktionstüchtigen Plättchen von weniger als 10% genügt, um den Hemmeffekt von ASS auf die restlichen Thrombozyten zu kompensieren [7].

Thrombozytenaggregationshemmer werden eingesetzt, um thrombophile Zustände im Rahmen arterieller Thromboembolien zu behandeln. Sie sind dagegen zur Vermeidung venöser Trombosen ungeeignet, wo üblicherweise Antikoagulanzien zum Einsatz kommen. Aggregationshemmer setzen wie die Antikoagulanzien das Hämostasepotential herab und gehen daher mit einem Blutungsrisiko einher. Das Ausmaß dieses Risikos hängt von dem pharmakologischen Angriffspunkt der verschiedenen Hemmstoffe ab. Der Wirkungsmechanismus der bisher verfügbaren Hemmstoffe unterscheidet sich, und dementsprechend unterscheidet sich auch ihr Wirkungspotential. Aggregationshemmer mit antithrombotischer Wirkung ohne begleitendes Blutungsrisiko gibt es bisher nicht. Vielversprechende Ansätze zu solchen Hemmstoffen zeichnen sich jedoch bei den aktuellen β_3-Integrin-Hemmstoffen ab [6].

Nach ihrem Wirkungsprinzip können die derzeit verfügbaren Thrombozytenfunktionshemmer in 4 Gruppen zusammengefaßt werden (s. unten). Bei den sog. „Common-pathway"-Inhibitoren handelt es sich um Hemmstoffe, die in den Aktivierungsstoffwechsel eingreifen und den Transduktionsmechanismus hemmen, durch den die Stimulatoren der Thrombozyten zur Plättchenaktivierung führen. Dazu gehören Prostazyklinmimetika wie Iloprost oder Stickoxiddonatoren, die über eine Erhöhung der zytoplasmatischen cAMP- bzw. cGMP-Konzentration wirken. Ähnliche Effekte haben Phosphodiesterasehemmer, sofern sie die Phosphodiesterase hemmen, welche diese zyklischen Nukleotide inaktiviert. Die zweite Gruppe der Thrombozytenfunktionshemmer sind die Inhibitoren des Prostaglandin H_2/Thromboxan A_2-Weges, wozu die Acetysalizylsäure (ASS), Thromboxansynthetaseinhibitoren und Thromboxanrezeptorantagonisten gehören. Thrombozyten sind die Hauptquelle für die Thromboxan A_2-Biosynthese *in vivo* und

---

Thrombozytenfunktionshemmer

1. „Common-pathway"-Inhibitoren:
   PGI_2-Mimetika, PDE-Hemmer, NO-Donatoren
2. Inhibitoren des PGH_2/TXA_2-Wegs:
   ASS, Tx-Synthase-Inhibitoren, TXA_2/PGH_2-Rezeptorantagonisten
3. Rezeptorantagonisten:
   Ticlopidin, Thrombinantagonisten u. a.
4. β_3-Integrin-Hemmstoffe:
   Peptidomimetika, Desintegrine, Mab 7E3 F(ab)

---

sind zugleich neben der Gefäßmuskulatur der wichtigste Angriffspunkt für Thromboxan A_2. Die dritte Gruppe der Thrombozytenfunktionshemmer bilden die Rezeptorantagonisten, die bestimmte Plättchenstimulatoren an ihren thrombozytären Rezeptoren antagonisieren, wie z. B. Ticlopidin. Die letzte Gruppe sind die β_3-Integrinhemmstoffe, die die Bindung von Fibrinogen an seinen Rezeptor und damit den Aggregationsmechanismus der Thrombozyten blockieren. Bei ihnen handelt es sich daher um die Aggregationshemmer im engeren und eigentlichen Sinne.

Zu den 4 Hemmstoffklassen ist im einzelnen zu ergänzen: Prostazyklin (=PGI_2) und Prostazyklinmimetika wie Iloprost stimulieren über einen speziellen Rezeptor die Adenylatzyklase, die zu einer Zunahme des cAMP-Spiegels in den Plättchen führt. Stickoxiddonatoren stimulieren die lösliche Guanylatzyklase, so daß es zu einer Erhöhung der cGMP-Konzentration kommt. cAMP wie cGMP verursachen letztlich eine Inhibition der intrazellulären Aktivierungskaskade, indem sie bestimmte Proteinphosphokinasen stimulieren. Prostazyklinmimetika hemmen dadurch nicht nur die Thrombozytenaktivität, sondern führen am Gefäßmuskel zu einer Vasodilatation. Durch die Gefäßwirkungen wird ihre therapeutische Breite eng und durch das Auftreten von Kopfschmerzen und Flush-Syndromen limitiert, noch bevor es zu einer deutlichen Plättchenwirkung kommt. Ihre ausschließliche Anwendung als Thrombozytenfunktionshemmer wird daher auch nicht empfohlen. Bei Stickoxiddonatoren wie Molsidomin, die die Plättchenaktivität über eine intrazelluläre Erhöhung der cGMP-Konzentration hemmen, steht ebenfalls der gefäßdilatierende Effekt im Vordergrund.

Azetylsalizylsäure (ASS) ist der älteste Aggregationshemmer und typischer Vertreter der Hemmstoffe des Prostaglandin H_2/Thromboxan A_2-Wegs. Seit Anfang der 70er Jahre ist bekannt, daß ASS durch eine Hemmung der Prostaglandinsynthetase wirkt. Dabei wird die Synthese von Prostaglandin H_2 (PGH_2), dem Vorläufermolekül des plättchenaktivierenden und vasokontrahierenden Thromboxan A_2 (TxA_2) ausgeschaltet. Damit wird jedoch auch die Synthese des Vorläufers des antithrombotischen und vasodilatierenden Prostazyklins unterbunden. Man sprach deshalb vom ASS-Dilemma und führte die begrenzte antithrombotische Wirkung von ASS bei einigen Indikationen auf dieses Wirkprofil zurück. Großes Interesse fanden daher spezifische Thromboxansynthasehemmstoffe und insbesondere TXA_2/PGH_2-Rezeptorantagonisten, die TXA_2 und PGH_2 an deren gemeinsamem Rezeptor an Thrombozyten und glattem Muskel auszuschalten vermögen, ohne die Prostazyklinbiosynthese zu beeinträchtigen [8]. Deren Entwicklung kam seit Mitte der 80er Jahre gut voran. Eine Reihe sehr spezifisch wirksamer und verträglicher Substanzen [9] sind in die klinische Prüfung gelangt. Bevor jedoch die besten Substanzen verfügbar wurden, zeichnete sich eine Lösung des ASS-Dilemmas ab, nämlich durch das Low-dose-ASS-Konzept.

Gibt man eine orale Einzeldosis von z. B. 325 mg ASS, gelangt über den Magen und Darm der größte Teil der ASS in die Pfortader. Durch einen ausgeprägten „First-pass-Effekt" erreicht jedoch nur ein geringer Teil davon den großen Kreislauf, in dem die Konzentration von ASS etwa 10 µmol/l nicht überschreitet. Anstelle von ASS gelangt Salizylat in den großen Kreislauf,

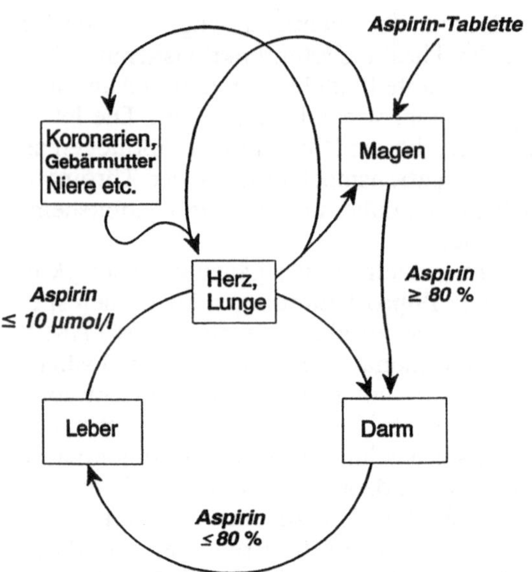

Abb. 1. Aufnahme und Inaktivierung von Low-dose-Aspirin

das anders als Azetylsalizylsäure die Prostaglandinsynthetase nicht azetylieren und damit hemmen kann. Im großen Kreislauf bleibt so die Prostazyklinsynthese der Gefäßwand unbeeinträchtigt. Thrombozyten gelangen jedoch auf dem Blutweg auch in den Pfortaderbereich, wo sie gegenüber hohen Konzentrationen von ASS exponiert werden. Dabei wird ihre Prostaglandinsynthetase durch Azetylierung des Enzyms irreversibel gehemmt. Dieser Effekt hält für die Lebensdauer der Thrombozyten an. Die exponierten Thrombozyten synthetisieren kein Thromboxan A_2, wenn sie in einen thrombotischen Prozeß beispielsweise in einer Koronararterie einbezogen werden. Die Gefäßwand der Koronararterie oder von Plazentargefäßen ist jedoch weiterhin zur Prostazyklinbindung befähigt, vorausgesetzt die orale ASS-Dosis war niedrig genug. Zahlreiche Studien haben sich der Frage nach der niedrigsten oralen Dosis gewidmet, bei der die thrombozytäre Prostaglandin- und Thromboxanbiosynthese zu mehr als 95% gehemmt werden kann, ohne daß im großen Kreislauf ASS-Konzentrationen erreicht werden, die zu einer Hemmung der Prostazyklinbiosynthese in der Gefäßwand führen. Bei Gesunden genügt eine tägliche Einnahme von nur etwa 30 mg ASS, um die angestrebte Wirkung auf die Thrombozyten zu erzielen. Bei dieser Dosis tritt die volle Wirkung jedoch erst nach mehreren Tagen der Einnahme ein, so daß sich empfiehlt, eine Initialdosis von mindestens 100 mg zu geben, wenn eine rasche Wirkung angestrebt wird. Selbst bei diesen niedrigen Dosierungen bleibt eine gewisse Einschränkung der Prostazyklinbiosynthese um etwa 1/4 unvermeidbar. Einige Autoren führen dies darauf zurück, daß dieser Anteil der Prostazyklinbiosynthese derjenige ist, der auf dem nor-

Tabelle 1. Zusammenhang zwischen Dosis und Wirkung von ASS

Wirkung	Tagesdosis	Plasmakonzentration
Entzündungshemmend-antirheumatisch	4–8 g	ca. 150 mg/ml (ca. 1 mM)
Schmerzstillend-fiebersenkend	1–3 g	20–100 µg/ml (0,1–0,5 mM)
Blutplättchenhemmend	0,03–0,15 g	≤2 µg/ml (≤10 µM)

malen Transfer von dem in den Thrombozyten synthetisierten Prostaglandin H_2 in die Prostazyklin-synthetisierenden Zellen der Gefäßwand beruht. Hemmt man mit ASS die thrombozytäre Prostaglandinbiosynthese, so hemmt man auch diesen Anteil der Prostazyklinbiosynthese, ohne daß die autochthone Prostazyklinbiosynthese im Endothel beeinträchtigt wurde [3]. Eine andere Arbeitsgruppe konnte jedoch demonstrieren, daß mit einer niedrig-dosierten Retardformulierung von 75 mg ASS tatsächlich eine Blockierung der Thromboxanbiosynthese möglich ist, ohne daß dabei die Prostazyklinbildung signifikant eingeschränkt wurde [2]. Mit den niedrigen Dosierungen von ASS geht eine drastische Reduzierung der Nebenwirkungen einher, denn die thrombozytenhemmenden Dosierungen liegen etwa um den Faktor 20 unter den üblichen analgetischen und etwa den Faktor 100 unter den antiphlogistischen Dosierungen von Azetylsalizylsäure (Tabelle 1).

Die ersten klinischen Erfolge des Low-dose-ASS-Konzeptes wurden von Geburtshelfern dokumentiert, und zwar in der Prophylaxe von Schwangerschaftshochdruck bzw. Präeklampsie [1]. Die Dosierung wurde mit Tagesdosen um 150 mg so niedrig gewählt, um im Feten nicht die für das Offen-halten des Ductus Botalli notwendige Prostaglandinsynthese mit ASS einzuschränken. Trotzdem tritt bei der Mutter ein deutlicher prophylaktischer Effekt ein, der auf der präsystemischen, irreversiblen Hemmung der thrombozytären Prostaglandin- und Thromboxansynthese beruht.

Ticlopidin

Indikationen:

- Prophylaxe v. thrombotischem Hirninfarkt nach TIA und RIND und eines Schlaganfallrezidivs,
- Shuntkomplikationen bei Hämodialysepatienten.

Nebenwirkungen in % *		Ticlo./ASS/Plac.
– Diarrhö		12,5/5,2/4,5
– Nausea		7,0/6,2/1,7
– Neutropenie	450–1200/µl	*2,4*/0,8/1,1
	≤450/µl	*0,8*/0 /0,2
– Magenblutungen		0,4/*1,4*/0,2

* Studien CATS und TASS [4, 5]

Prominenter Vertreter der dritten Gruppe von Plättchenfunktionshemmern, nämlich der Rezeptorantagonisten, ist Ticlopidin. Ticlopidin blockiert selektiv die Aktivierung der Plättchen durch ADP. Es ist als Antithrombotikum seit etlichen Jahren im klinischen Gebrauch und wurde kürzlich für die Prophylaxe von thrombotischem Hirninfarkt und zur Prophylaxe eines Schlaganfallrezidivs zugelassen.

Zu seinen Nebenwirkungen gehören in der Reihenfolge der Häufigkeit ihres Auftretens Diarrhö, Nausea und in einigen Fällen Neutropenien, von denen in zwei größeren Studien [7, 8] immerhin 2,4% der behandelten Fälle mit Leukozytenzahlen zwischen 450 und 1200 pro µl einhergingen. In 0,8% der Fälle lagen die Leukozytenzahlen sogar darunter. Dagegen waren gastrointestinale Blutungen seltener unter Ticlopidin als unter ASS zu beobachten. Dabei ist jedoch zu beachten, daß die eingesetzte Dosierung von ASS mit 1000 mg pro Tag keine „low dose" war, und damit keine selektive Hemmung der thrombozytären Thromboxan A_2-Biosynthese zu erwarten war.

Die vierte Gruppe von Thrombozytenfunktionshemmern, die β_3-Integrinhemmstoffe, hemmen die gemeinsame Endstrecke der Plättchenaktivität, nämlich deren Aggregation. Aktivierte Plättchen exponieren an ihrer Oberfläche einen Fibrinogenrezeptor, der in einem Integrin, dem GPIIb/IIIa-Komplex, besteht. Das bipolare Molekül Fibrinogen erkennt über bestimmte Sequenzen seine Rezeptoren auf benachbarten Plättchen und kann dadurch den Kontaktspalt zwischen benachbarten Plättchen überbrücken und somit zur Aggregation führen. Das Fibrinogenmolekül enthält wie zahlreiche andere zytoadhäsive Proteine auf seiner α-Kette das RGD-Motiv, welches für die Rezeptorerkennung wesentlich ist. Mit Peptiden, die diese Sequenz, nämlich Arginin, Glyzin und Asparaginsäure enthalten, kann man die Bindung von Fibrinogen an seine Rezeptoren hemmen. Solche Peptidomimetika können die Fibrinogenbindung blockieren und damit eine Aggregation der Plättchen unmöglich machen [6]. Sie erzeugen damit einen thrombasthenieähnlichen Zustand. Das heißt, die Plättchen verhalten sich unter dem Einfluß dieser Inhibitoren wie Plättchen von Patienten mit einer Thrombasthenie Glanzmann, bei der der Fibrinogenrezeptor funktionell defekt ist oder fehlt. Das Interesse der pharmazeutischen Industrie an der Entwicklung von Hemmstoffen mit diesem Wirkungsprinzip ist derzeit außerordentlich groß. Außer zahleichen synthetischen Substanzen gibt es natürliche Hemmstoffe, die dem gleichen Wirkprinzip folgen. Solche Desintegrine werden aus Schlangengiften und Blutegeln gewonnen. Schließlich gehören zu dieser Hemmstoffgruppe monoklonale Antikörper gegen den Fibrinogenrezeptor, die ebenfalls die Fibrinogenbindung hemmen können. Ein gentechnologisch hergestelltes Maus-Mensch-chimäres Derivat davon (7E3 Fab=CentoRx) befindet sich in der klinischen Evaluation nach Koronarangioplastie und bei instabiler Angina pectoris.

Alle Thrombozytenhemmstoffe haben das Risiko gemeinsam, Blutungen zu verursachen. Reiht man die diskutierten Hemmstoffe nach dem Ausmaß dieses Risikos, lassen sich die folgenden Grundzüge festhalten. „Common Pathway"-Hemmstoffe gehen nur mit einem geringen Blutungsrisiko einher, da ihre vasodilatierenden Wirkungen Dosisgrenzen setzen, bei denen die

Plättchenfunktionshemmung sehr begrenzt bleibt. Ticlopidin und ASS haben vergleichbare Effekte. Jeder schaltet nur *einen* Aktivierungsweg aus, nämlich Ticlopidin den für ADP durch Rezeptorantagonismus und ASS den des Thromboxan A_2 durch Hemmung seiner Synthese. Wir wissen nicht, bei welchen Pathomechanismen und in welchen Gefäßgebieten ADP bzw. Thromboxan A_2 als Mediatoren der Plättchenaktivierung dominieren. Unterschiede sind jedoch wahrscheinlich, so daß auch das Blutungsrisiko in verschiedenen Gefäßregionen unter der Therapie mit Ticlopidin bzw. ASS unterschiedlich sein dürfte. Mit Sicherheit haben die Integrinhemmstoffe, die den Fibrinogenrezeptor blockieren, das mit Abstand höchste Blutungsrisiko, da sie in die funktionelle Endstrecke der Plättchenaktivität eingreifen und einen thrombasthenieähnlichen Zustand herbeiführen. Genügt das Absetzen solcher Medikamente und das Abwarten einer normalisierten Plättchenfunktion nicht, muß zur Abwendung einer Blutungsgefahr der Einsatz von Thrombozytenkonzentraten erwogen werden.

Literatur

1. Beaufils M, Uzan S, Donsimoni R, Colau JC (1985) Prevention of preeclampsia by early antiplatelet therapy. Lancet I: 840–842
2. Clarke RJ, Mayo G, Price P, FitzGerald GA (1991) Suppresssion of thromboxane A_2 but not of systemic prostacyclin by controlled-release aspirin. N Engl J Med 325: 1137–1141
3. Force T, Milani R, Hibberd P et al. (1991) Aspirin-induced decline in prostacyclin production in patients with coronary artery disease is due to decreased endoperoxide shift. Circulation 84: 2286–2293
4. Gent M, Blakely JA, Easton JD et al., and the CATS Group (1989) The canadian american ticlopidin study (CATS) in thromboembolic stroke. Lancet: 1215–1220
5. Hass WK, Easton JD, Adams HP et al. (1989) A randomized trial comparing ticlopidine hydrochloride with aspirin for the prevention of stroke in high-risk patients. N Engl J Med 321: 501–507
6. Kouns WC, Kirchhofer D, Adams HP et al. (1992) Reversible conformational changes induced in glycoprotein IIb-IIIa by a potent and selective peptidomimetic inhibitor. Blood 80: 2539–2547
7. Patrignani P, Filabozzi P, Patrono C (1982) Selective cumulative inhibition of platelet thromboxane production by low-dose aspirin in healthy subjects. J Clin Invest 69:1366–1372
8. Patscheke H (1990) Current concepts for a drug-induced inhibition of formation and action of thromboxane A_2. Blut/Ann Hematol 60: 261–268
9. Patscheke H (1990) Thromboxan A_2/prostaglandin H_2 receptor antagonists – a new therapeutic principle. Stroke 21: IV-139–IV-142

Einsatz von Frischblut zur Therapie von Hämostasestörungen

M. Aulmann

Der therapeutische Gebrauch von homologem Frischblut hat in den 80er Jahren einen gravierenden Umbruch erfahren. Während bis Mitte des letzten Jahrzehnts Frischblut in der Anästhesiologie, Chirurgie und vereinzelt auch in der Inneren Medizin zur Therapie hämostasiologischer Störungen eine breite Anwendung fand, werden seit Ende des vergangenen Jahrzehnts Frischblutkonserven äußerst restriktiv transfundiert. Die wesentlichen Gründe für diese ablehnende Haltung gegenüber homologen Frischbluttransfusionen sind ein erhöhtes Infektionsrisiko durch HIV (Aids) und HCV (Hepatitis C), in der Regel in ausreichender Zahl zur Verfügung stehende Blutkomponenten (Erythrozyten- und Thrombozytenkonzentrate sowie gefrorenes Frischplasma), die eine vollständige Untersuchung der geforderten Infektionsparameter aufweisen, und bei elektiven Eingriffen die sich durchsetzende Gewinnung von autologem Frischblut mittels perioperativer Hämodilution [4, 10, 31, 40, 68, 69, 100].

Darüberhinaus steht Frischblut in den meisten Fällen nicht bzw. nicht in ausreichendem Maße zur Verfügung. Die Herstellung funktionsfähiger Blutkomponenten erfordert eine frühzeitige Trennung des Frischblutes in Erythrozytenkonzentrat, Plasma und Thrombozytenkonzentrat. Die Komponenten werden in der Regel zu einem Zeitpunkt separiert, zu dem die infektionsserologischen Untersuchungen noch nicht vorliegen [68].

Trotz dieser Einschränkungen und Risiken ist die ablehnende Haltung gegenüber Frischbluttransfusionen nicht ohne Widerspruch [4, 10, 31, 68, 69, 100]. Die wesentliche Indikation für Frischblut ist die Substitution funktionsfähiger Thrombozyten zur Therapie von Hämostasestörungen, die durch Thrombozytopenien oder Thrombozytenfunktionsstörungen verursacht werden. Im Vordergrund steht die Anwendung bei chirurgischen Eingriffen mit Einsatz extrakorporaler Kreislaufsysteme, z.B. kardiopul-

Tabelle 1. Frischblut: Definitionen und Lagerungsgrenzen

Definition	Lagerungsgrenzen
„Warmblut" [31]	bis zu 6 h
„Frischblut" [31]	bis zu 72 h
„frisches Blut" [91]	bis 6 Tage

Martin/Nawroth (Hrsg.)
Fachübergreifende Aspekte der Hämostaseologie

monaler Bypass [29, 37, 40, 42, 48, 56, 95]. Massivtransfusionen, bei denen zu Beginn der 80er Jahre im Endstadium noch Frischblut transfundiert wurde, sind in der Regel keine Indikationen für den Einsatz von Frischblut. Die Komponententherapie nach Maß ist die Therapie der Wahl [36, 43, 46, 47].

Frischblut

Aufgrund der im Frischblut ablaufenden Veränderungen, die auch bei optimalen Lagerungsbedingungen von 4 °C wenn auch verlangsamt fortschreiten, ist die Lagerungsdauer auf eine kurze Zeit begrenzt (Tabelle 1). Die Qualität von Frischblut ergibt sich in der Regel durch den Gehalt an Thrombozyten und deren Funktionsfähigkeit [91]. Während für die Erythrozyten die optimale Lagerungstemperatur 4 °C beträgt [27, 57] führt diese Temperatur an den Thrombozyten zu irreversiblen Veränderungen [49, 64, 76]. Den Thrombozyten, die 60 min einer Temperatur von 4 °C ausgesetzt sind, fehlen mit dem Elektronenmikroskop nachweisbare Mikrotubuli, sie haben Pseudopodien ausgebildet und als Folge ihre diskoide Form verloren. Eine Fortsetzung der Lagerung bei 4 °C für 24 h bewirkt irreversible Formveränderungen und induziert ein spontanes Aggregationsverhaltenen [49]. So gelagerte Thrombozyten zeigen nach Transfusion in vivo nur eine erheblich verkürzte Überlebenszeit, [20, 59, 67], ihre Funktionen (Adhäsion und Aggregation) sind aber nach 72 h Lagerung bei 4 °C noch nachweisbar [50, 76].

Untersuchungen der in-vitro-Filterblutungszeit mit dem Thrombostat 4000 nach Kratzer und Born an 5 Frischblutkonserven, die für 96 h bei 4 °C gelagert wurden, lassen eine hervorragende hämostyptische Wirkung dieser Frischblutkonserven erkennen (Abb. 1), obwohl die Thrombozytenzahl mit

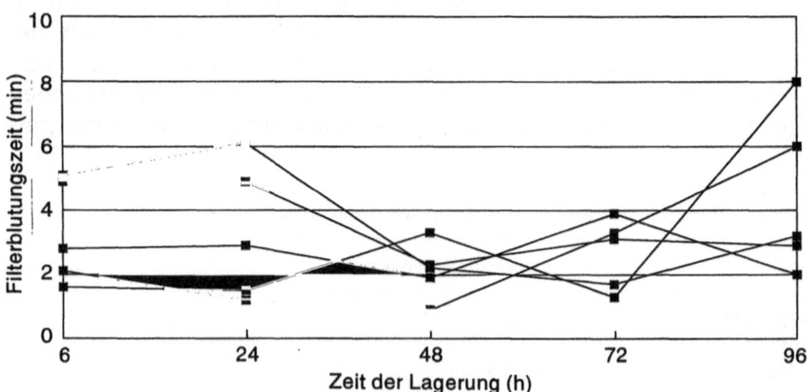

Abb. 1. In-vitro-Filterblutungszeit nach Kratzer und Born bestimmt mit einem Thrombostat 4000 an 5 Frischblutkonserven, die für 96 h beim 4 °C gelagert wurden

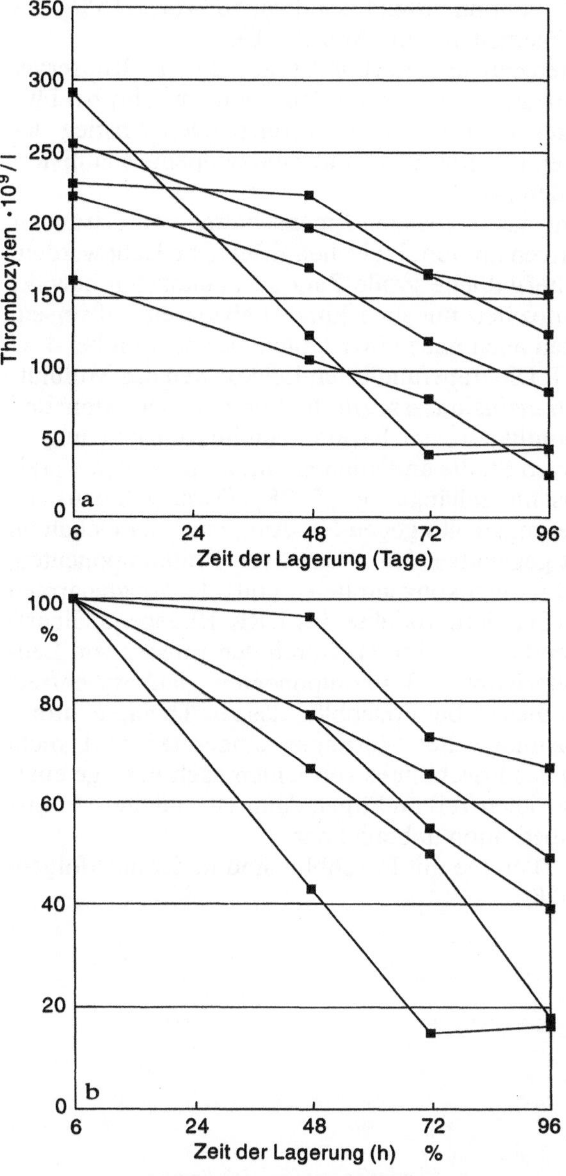

Abb. 2. a Verhalten der Thrombozyten in Frischblut während der Lagerung bei 4 °C. **b** Prozentuale Veränderung des Thrombozytengehaltes in Frischblut während der Lagerung bei 4 °C. Der Ausgangswert im Frischblut 6 h nach Blutentnahme wurde als 100% gesetzt

Beginn der Lagerung bei 4 °C kontinuierlich bis auf ca. 50% (73–15%) des Ausgangswertes nach 72 h Lagerzeit abfällt (Abb. 2 a, b).

Die geringe Thrombozytenzahl im Frischblut (ca. $1{,}2 \cdot 10^{11}$/Konserve; s. Tabelle 3) im Vergleich zum zu transfundierenden Volumen führt bei blutenden Patienten in der Regel nicht zu einem ausreichenden Anstieg der Thrombozyten, jedoch kann eine Verdünnungsthrombozytopenie stabilisiert bzw. ein wenig mitigiert werden [47].

Neben den positiven hämostasiologischen Eigenschaften von Frischblut müssen gleich wohl die negativen immunologischen Effekte bedacht werden, die durch die im Frischblut befindliche große Zahl an Leukozyten bewirkt werden. Während die Granulozyten nur eine kurze Lebenszeit aufweisen, sind die meisten Lymphozyten auch nach einer Lagerzeit von 72 h bei 4 °C noch lebensfähig [14, 78, 91]. Die transfundierten Leukozyten aus Vollblutkonserven induzieren eine transfusionsassoziierte Immunsuppression und postoperativen Infektionskomplikationen. Experimentelle Untersuchungen an Tieren und eine prospektiven Studie an Patienten mit kolorektalen Karzinomen weisen auf diese Zusammenhänge hin [5, 38]. Darüber hinaus besteht ein erhöhtes Immunisierungsrisiko gegen HL-Antigene. Der Gehalt an Leukozyten in Frischblut ist gegenüber den alternativen Blutkomponenten, buffycoat-reduzierten Erythrozytenkonzentraten und leukozytenarmen Thrombozytenkonzentraten (Standardprodukte des DRK-Blutspendedienst) um 1–2 bzw. 2–3 log-Stufen höher (Abb. 3). Durch den Einsatz von Leukozytenfilter können die alternativen Blutkomponenten „leukozytenfrei" transfundiert werden [5, 38], dies ist bei Frischblut, das zur Therapie thrombozytär-induzierter hämostasiologischer Störungen eingesetzt wird, nicht möglich. Die Thrombozyten des Frischblutes verbleiben nach Passage eines Leukozytenfilters zum allergrößten Teil im Filger, dadurch sind diese Präparate für die Thrombozytensubstitution unbrauchbar.

Vorteile und Risiken der Therapie mit Frischblut sind in der nachfolgenden Übersicht zusammengefaßt.

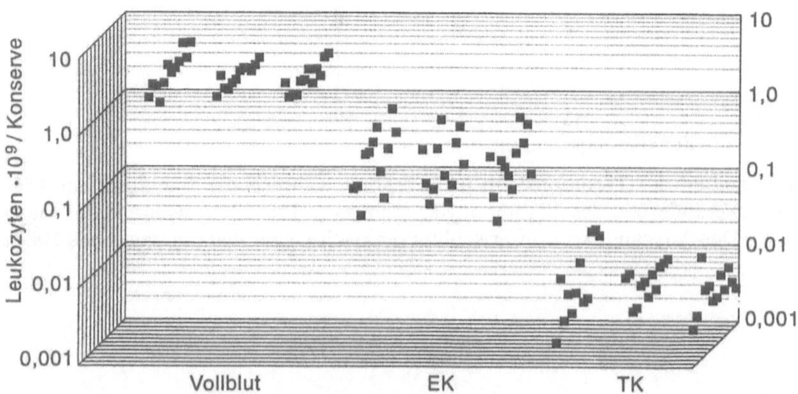

Abb. 3. Leukozytengehalt von Blut und Blutkomponenten

Vorteile:	Transfusion funktionsfähiger Thrombozyten, Transfusion mehrerer Blutbestandteile von einem Spender.
Risiken:	geringe Verfügbarkeit (nicht alle Blutgruppen sind gleichmäßig verfügbar), zu hohe Volumenbelastung, wenn nicht gleichzeitig mehrere Blutbestandteile benötigt werden, Immunsuppression, postoperative Infektionen, Immunisierung gegen HLA.

Alternative Therapie der Hämostasestörungen mit gefrorenem Frischplasma und Thrombozytenkonzentraten

Gefrorenes Frischplasma

Auf das gefrorene Frischplasma soll an dieser Stelle nicht eingegangen werden, da die wesentliche Indiktion für den Einsatz von Frischblut die Substitution funktionsfähiger Thrombozyten ist [10, 31, 40]. Es sei aber an dieser Stelle auf die entsprechenden Beiträge im vorliegenden Band hingewiesen.

Thrombozytenkonzentrate

Als Regelversorgung für thrombozytär-induzierte Koagulopathien werden Thrombozytenkonzentrate eingesetzt. Diese Präparate werden entweder aus 500 ml Frischblut (< 18 h; Random-donor-Konzentrate) oder mit einem Zellseparator von einem Spender (Single-donor-Konzentrate) hergestellt. Während das mit dem Zellseparator gewonnene Präparat eine therapeutische Einheit ist, bilden in der Regel 4–6 Random-donor-Konzentrate diese therapeutische Einheit (Volumen und Thrombozytengehalt von Random-donor-Konzentraten s. Tabelle 2). Die Schwierigkeiten bei der Beurteilung der zu

Tabelle 2. Anzahl der Thrombozyten in Frischblut und Thrombozytenkonzentraten

	PRP-Verfahren ($\cdot 10^{11}$/Konzentrat)	Buffy-coat-Verfahren ($\cdot 10^{11}$/Konzentrat)	Volumen [ml]
Frischblut	1,294 (0,543–2,296)	1,236 (0,666–2,022)	497 (440–572)
Thrombozyten-konzentrat	0,696 (0,293–1,367)	0,860 (0,472–1,427)	68 (41–93)
n	105	224	329

Tabelle 3. β-Thromboglobulin-Freisetzung in Thrombozytenkonzentraten während der Lagerung bei verschiedenen Temperaturen [73]

Zeit der Lagerung	4 °C	22 °C	Temperatur-Cycling (4 °C+2mal tgl. 1 h 37 °C)
24 h	18 %	18%	14%
48 h	22%	35%	28%
72 h	19%	40%	25 %

transfundierenden Thrombozytenkonzentrate bestehen darin, daß zur Zeit keine In-vitro-Testansätze zur Verfügung stehen, die eine klare und sichere Aussage über die In-vivo-Funktionsfähigkeit und Überlebenszeit zulassen [39, 84].

Einer sehr großen Zahl von In-vitro-Untersuchungen an gelagerten Thrombozytenkonzentraten steht eine geringe Zahl von In-vivo-Untersuchungen gegenüber [39].

Die In-vitro-Untersuchungen haben eine Vielzahl von Einzelbefunden an gelagerten Thrombozytenkonzentraten aufgedeckt. Durch Herstellung und Lagerung der Thrombozyten entstehen Veränderungen des Stoffwechsels (Arachidonsäure-, Glukosestoffwechsel etc.) [11, 58, 71, 75] und der biochemischen Zusammensetzung an Enzymen und energiereichen Phosphaten (ATP, ADP, cAMP) [15, 21, 24, 32, 33, 93].

Es kommt zu Veränderungen der Thrombozytenform, die diskoide bikonkave Form wandelt sich zu einer unregelmäßigen Pseudopodien tragenden elliptoiden Form. In verfallenen Konzentraten haben die Thrombozyten eine sphäroide Form angenommen. Mit Übergang in die sphäroide Form ist eine Rückführung in die diskoide bikonkave Form nicht mehr gegeben. Diese Formveränderungen sind die Folge eines sauren Plasmamillieus. Bei pH-Werten $<6{,}0$ haben die Thrombozyten eine sphäroide Form angenommen und sind funktionslos [34, 58, 82, 88].

Eine Alteration der Proteine und das Auftreten enzymatischer Abbauprodukte des Aktins werden während der Lagerung bei 22 °C beobachtet [86, 87].

Die Thrombozyten schnüren während der Lagerung Mikropartikel ab. Bei 73% dieser Partikel ist auf der Außenmembran Glykoprotein (GP) IIbIIIa bei 43–46% Glykoportein (GP) Ib nachweisbar [9]. Es kommt zum Verschmelzen der α-Granula mit der Thrombozytenaußenmembran. Der Granulainhalt wird in das Plasma freigesetzt. Da diese Substanzen in der Regel deutliche individuelle Unterschiede aufweisen, wird aus der Plasmakonzentration und der Konzentration im Thrombozyten die Freisetzungsrate berechnet. In Tabelle 3 ist für den Zeitraum von 72 h bei verschiedenen Lagertemperaturen die Freisetzungrate von β-Thromboglobulin wiedergegeben. Nach 72 h Lagerung bei 22 °C werden 40% des β-Thromboglobulin freigesetzt. Nach 5tägiger Lagerzeit beträgt die Freisetzung etwa 50% [73]. Im Gegensatz dazu werden die Substanzen der „dense-body“ nicht ins Plasma abgegeben. Untersuchungen an Serotonin, einem biogenen Amin aus den

„dense-body“, weisen über einen Zeitraum von 5 Tagen keine Veränderungen dieses Amins in den Thrombozyten nach. Auch im Plasma kommt es nicht zu einem Anstieg des Serotonins oder seiner Metabolite [81]. Aufgrund dieser Befunde ist eine isolierte Freisetzung bzw. Aktivierung der α-Granula zu vermuten.

Für die Funktion der Thrombozyten sind die auf der Außenmembran befindlichen Rezeptoren (Integrine) GP Ib-IX (Rezeptor für von Willebrand-Faktor) und GP IIb-IIIa (Rezeptor für Fibrinogen und von Willebrand-Faktor) von größter Bedeutung [23, 77, 89]. GP Ib bildet ein Komplex, zu dem noch weitere Rezeptoren für verschiedene Adhäsionsmoleküle wie Kollagen, Fibronectin oder Laminin gehören [30, 77]. Der GP Ib-IX-Komplex vermittelt die durch Adhäsion hervorgerufene Aktivierung der Thrombozyten. Shearkräfte und Fremdoberflächen aktivieren über den GP Ib-Komplex und benötigen den GP IIa-IIIb-Komplex zur „shear-stress“ induzierten Aggregation und Bindung an die Fremdoberflächen [12, 30, 54, 65, 80, 94]. Innerhalb der Plättchen scheint ein großer GP Ib-Pool vorzuliegen. Dieser Pool ist etwa um das Dreifache größer als der GP Ib-Gehalt auf der Thrombozytenoberfläche. Aus diesem Pool werden „verbrauchte“ bzw. enzymatisch zerstörte GP Ib-Moleküle ersetzt. Während einer 5tägigen Lagerung von Thrombozytenkonzentraten wird ein 221%iger Anstieg an Plasma-Glycocalicin, dem proteolytischen Fragment des GP Ib, beobachtet. Diese Menge Glycocalicin entspricht dem 1,3fachen des Glycocalicingehaltes der Plättchenoberfläche. Während der Lagerung nimmt der Anteil an GP Ib-negativen Thrombozyten zu [52]. Diese mit Enzym-Immunoassays erhobenen Befunde werden durch andere Untersuchungen bei Verwendung flow-zytometrischer Methoden nicht gestützt, die auf der Thrombozytenoberfläche eine Abnahme des GP Ib während der Lagerung beobachteten [51]. Verschiedene Vorgänge an der Plättchenoberfläche könnten diese Befunddiskrepanzen erklären. Nach Aktivierung der Thrombozyten durch Thrombin wird eine Rückverteilung des GP Ib-IX-Komplex zum „surface connected system“ beobachtet. Die so translozierten GP Ib-Moleküle sind dann möglicherweise nicht mehr mit monoklonalen Antikörpern nachweisbar [13, 35, 53]. Eine weitere Möglichkeit ist die enzymatische Veränderung des GP Ib durch aktivierte Enzyme wie Thrombin und Plasmin, so daß ebenfalls der Nachweis dieses Komplexes durch monoklonale Antikörper nicht mehr gelingt [2].

Der GP IIb-IIIa-Komplex wird ähnlich wie das α-Granula-Membran-Protein 140 (GMP-140, P-Selectin) während der Lagerung verstärkt auf der Thrombozytenoberfläche expremiert [18, 19, 22]. Wie oben schon erwähnt, werden während der Lagerung Mikrovesikel abgeschnürt, auf deren Membranoberfläche neben einer geringen Menge GP Ib ein erhöhterAnteil an GP IIb-IIIa und GMP-140 nachweisbar ist. In Abb. 4 sind die Veränderungen des GMP-140 im plättchenfreien Plasma von 11 Thrombozytenkonzentraten während der 7tägigen Lagerung aufgezeigt. Zur Gewinnung des plättchenfreien Plasmas wurden die Thrombozyten in den Proben bei 14000 U/min in einer Eppendorf „Centrifuge 5415“ sedimentiert. Mit den Befunden in der Literatur vergleichbar, zeigt sich im plättchenfreien Plasma ein im Enzym-Immunoassay nachweisbarer Anstieg des GMP-140, der mit großer Wahr-

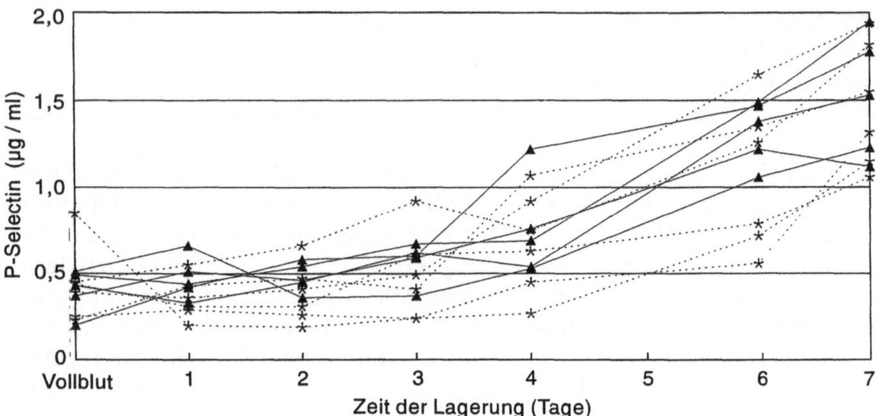

Abb.4. P-Selectin (GMP-140) im Überstand (PPP). *Sterne:* Horizontalagitator (n=6); *Dreiecke:* Überkopfrotator (n=5)

scheinlichkeit auf eine Zunahme an Mikrovesikel während der Lagerung zurückzuführen ist, da diese Partikel bei 14 000 U/min nicht sedimentieren [23]. Thrombozyten mit Expression des GMP-140 auf der Membranoberfläche werden schneller aus dem peripheren Blut entfernt und zeigen eine kürzere In-vivo-Überlebenszeit [74].

Eine Verminderung an α-Granula in den Thrombozyten und die Formung von Mikrovesikel lassen auch Dichteuntersuchungen an gelagerten Thrombozyten vermuten. In Abhängigkeit von der Folienstruktur der Thrombozytenbeutel und der Thrombozytenkonzentration steigt die Zahl der leichten Thrombozyten am Ende einer 5tägigen Lagerung [3]. Die Dichte der Thrombozyten wird wesentlich durch den Gehalt an α-Granula bestimmt [62].

Im Plasma finden ebenfalls eine Reihe von Veränderungen statt, die einerseits durch die Thrombozyten bewirkt werden (Lactat-Anstieg, pH-Abfall, pCO_2-Abnahme etc.) [8, 26, 85], andererseits durch aktivierte Enzyme wie Thrombin und Plasmin entstehen. Beide Enzyme werden möglicherweise durch das vorgelegte CPD oder CPD-A_1 nicht ausreichend in ihrer Aktivität gehemmt. Beide Enzyme führen aber nicht nur zu Veränderungen an den plasmatischen Gerinnungsfaktoren, sondern aktivieren auch die Thrombozyten [6, 7, 45].

Alle diese Befunde lassen aber keine sicheren Aussagen über die In-vivo-Funktion und Überlebenszeit zu, mit Ausnahme des pH-Wertes, wenn dieser $<6{,}0$ beträgt. Die Thrombozyten sind nachweislich bei diesem pH-Wert funktionsunfähig und überleben in vivo nicht [58, 88]. Mit den zur Verfügung stehenden Thrombozytenbeuteln wird aber nur noch in einzelnen Fällen in der Regel nach Erreichen des Verfalldatums ein pH-Wert $<6{,}0$ beobachtet (Abb. 5).

Untersucht man die In-vitro-Filterblutungszeit nach Kratzer und Born von rekonstituiertem Vollblut, zusammengesetzt aus Erythrozytenkonzentrat der Blutgruppe 0, AB-Plasma und Thrombozytenkonzentrat, so wird

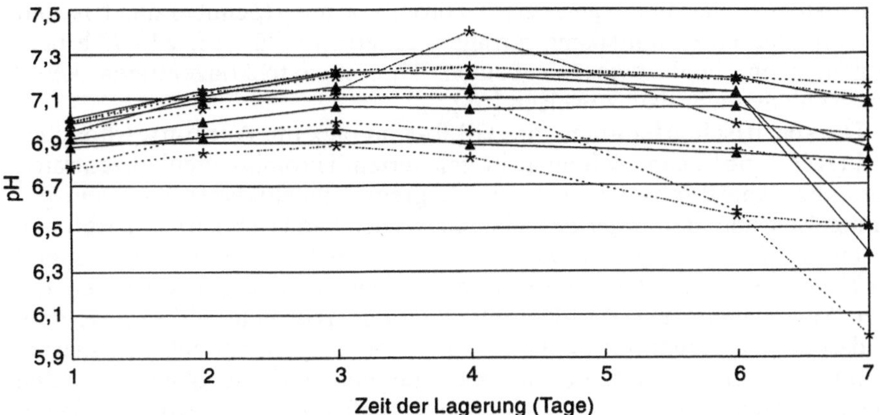

Abb. 5. pH gelagerter Thrombozytenkonzentrate. *Sterne:* Horizontalagitator (n=6); *Dreiecke:* Überkopfrotator (n=5)

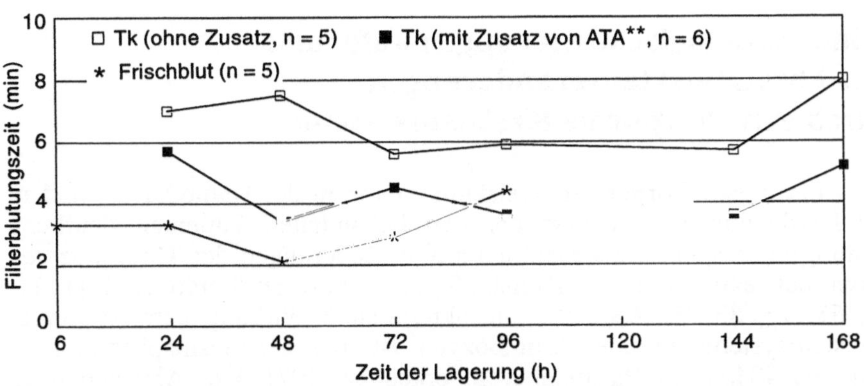

Abb. 6. In-vitro-Filterblutungszeit von Frischblut und rekonstituiertem Vollblut *

* EK (Blutgruppe 0)+AB-Plasma+TK; ATA=Aurin Tricarboxylic Acid

eine sehr lange Blutungszeit von ca. 6–7 min über den Zeitraum der Lagerung gefunden (Abb. 6). Auslösendes Agens für die Gerinnung ist Adenosin-di-phosphat (ADP) in der Konzentration von 40 µmol/l. Das Verfahren ist den Aggregationstesten vergleichbar [25]. Frischblut zeigt dagegen eine In-vitro-Filterblutungszeit von ca. 3 min (Abb. 1, 6). Ähnliche Befunde ergeben sich aus Untersuchungen einer klinischen Studie. Die Patientengruppe, der rekonstituiertes Vollblut transfundiert wurde, zeigt gegenüber den Gruppen die Frischblut erhielten einen größeren Blutverlust und eine verminderte ADP Aggregationsantwort 30 min und 3 h post operationem [48]. Aggregationstestungen nach Transfusion 5 Tage gelagerter versus frischer Thrombozytenkonzentrate bestätigen diese Befunde. Eine Stunde post transfusionem weisen die gelagerten Thrombozyten gegenüber den frischen Konzentraten eine signifikant geringere Aggregabilität auf; 24–72 h post transfusionem sind zwischen beiden Thrombozytenkonzentraten keine Unterschiede mehr nachzuweisen [63].

Die spezifische Hemmung des GP Ib-Komplex mit Aurin-tricarboxylic-acid (ATA) [66] zeigt, daß auch in gelagerten Thrombozytenkonzentraten eine gute hämostyptische Wirkung (Aggregationsfähigkeit) über dem gesamten Zeitraum der Lagerung erhalten werden kann (Abb. 6). Die Befunde lassen vermuten, daß durch die Aktivierung des GP Ib-Komplex während der Lagerung in den Plättchen Hemm-Mechanismen ausgelöst werden, die nach Ausschalten des GP Ib-Komplexes durch ATA nicht wirksam werden, so daß die Aggregationsfähigkeit der Thrombozyten im rekonstituierten Vollblut erkennbar wird. Es ist daher möglich, wie die oben genannten Untersuchungen nahe legen, daß nach Transfusion eine gewisse Zeit der Regeneration für die Plättchen notwendig ist, um die Funktionsfähigkeit wiederzuerlangen.

Hämostasiologische Störungen aufgrund von Thrombozytenveränderungen durch extrakorporale Kreislaufsysteme

Der Einsatz extrakorporaler Kreislaufsysteme in der Hämodialyse und in der Kardiochirurgie bewirkt bei den behandelten Patienten deutliche Blutungsneigungen, die wesentlich auf Veränderungen der Thrombozyten durch das extrakorporale Kreislaufsystem zurückzuführen sind [1, 16, 44, 55, 72, 83, 96, 98, 99]. Die aktivierende Wirkung extrakorporaler Kreislaufsysteme auf die Thrombozyten ist auch bei Plasmapheresespendern bis 48 h nach Plasmapherese erkennbar [97]. Die Abweichungen im plasmatischen Gerinnungssystem werden nicht als schwerwiegend eingestuft [29].

Durch den Kontakt mit dem Oxygenator (Bubble, Membran), mit Fremdoberflächen, durch Shearkräfte und Hypothermie werden eine starke Abnahme der zirkulierenden Thrombozyten, eine Veränderung der Thrombozytenform, eine Einschränkung in der Adhäsions- und Aggregationsfähigkeit und eine Degranulation der α-Granula induziert [17, 40, 70, 79, 99]. Die Rezeptoren für den von Willebrand-Faktor und Fibrinogen GP Ib-IX und GP IIb-IIIa werden vermindert bis erhöht gefunden [16, 23, 51, 96, 98]. Mikrovesikel werden abgeschnürt [1, 23] und Granula-Membran-Proteine (z. B. GMP-140) auf der Plättchenoberfläche expremiert [51]. Darüber hinaus führen Medikamente (Heparin, Protaminsulfat, Penizillin, Halothan etc.) und der Operationsstreß zu zusätzlichen Beeinträchtigungen der Thrombozyten [28, 29, 40, 61, 90, 92].

Diese thrombozytären Veränderungen sind passagére mit einer Dauer von ca. 1 h nach Beendigung des kardiopulmonalen Kreislaufs bei komplikationslosem Verlauf. Bei einem von 20 Patienten treten jedoch Blutungskomplikationen auf [28]. Eine besondere Blutungsgefährdung ergibt sich mit zunehmender Dauer des kardiopulmonalen Bypass. Säuglinge und Kleinkinder sind von den Komplikationen des kardiopulmonalen Bypass besonders betroffen [41].

Schlußfolgerungen

Bei kardiochirurgischen Eingriffen mit kardiopulmonalem Bypass wie auch bei der Herstellung und Lagerung von Thrombozytenkonzentraten treten an den Thrombozyten Veränderungen auf, die für einen bestimmten Zeitraum eine Funktionsminderung in der Thrombusbildung bewirken. Bis zur Erreichung der Funktionsfähigkeit sind die Patienten blutungsgefährdet. Erwachsene Patienten sind in der Regel weniger gefährdet als Säuglinge und Kleinkinder. Darüber hinaus ist für Erwachsene die Möglichkeit der Gewinnung autologer Frischblutkonserven durch perioperative Hämodilution gegeben. Säuglinge und Kleinkinder sind in dieser Hinsicht benachteiligt. Um den Blutverlust in dieser Patientengruppe so gering wie möglich zu halten und um das Intervall der Regeneration der Thrombozytenfunktion zu überbrücken, scheint der Einsatz von homologem Frischblut zur Behebung der Hämostasestörung nicht vermeidbar. Es ist dabei aber zu bedenken, daß mit der Transfusion von homologem Frischblut das postoperative Infektionsrisiko steigt [60].

Literatur

1. Abrams CS, Ellison N, Budzynski AZ, Shattil SJ, (1990) Direct detection of activated platelets and platelet-derived microparticles in humans. Blood 75:128–138
2. Adelman B, Michelson AD, Loscalzo J et al. (1985) Plasmin effect on platelet glycoprotein Ib-von Willebrand factor interactions. Blood 65:32–40
3. Aulmann HM, Indorf Y, Stangel W (1990) Veränderungen der Thrombozytenzahl und -dichte in Thrombozytenkonzentraten während der Lagerung unter Berücksichtigung der Thrombozytenkonzentration und der Folienstruktur. Beitr Infusionsther 26:109–111
4. Bermann H (1988) Die Indikation zur Transfusion von Blut und Blutbestandteilen. Anästh Intensivmed 29:97–105
5. Blajchman MA, Bardossy L, Carmen R et al. (1993) Allogeneic blood transfusion-induced enhancement of tumor growth: two animal models showing amelioration by leukodepletion and passive transfer using spleen cells. Blood 81:1880–1882
6. Bode AP (1990) Platelet activation may explain the storage lesion in platelet concentrates. Blood Cells 16:109–126
7. Bode AP, Miller DT (1986) Generation and degeneration of fibrinopeptide A in stored platelet concentrate. Vox Sang 51:192–196
8. Bode AP, Miller DT (1988) Preservation of in vitro function of platelets stored in the presence of inhibitors of platelet activation and a specific inhibitor of thrombin. J Lab Clin Med 111:118–124

9. Bode AP, Orton SM, Frye MJ, Udis BJ (1991) Vesiculation of platelets during in vitro aging. Blood 77:887–895
10. Burri HP, Holländer LP (1982) Verabreichung von Blut und Blutbestandteilen, Einrichtung eines Blutspendedienstes. In: Benzer H, Frey R, Hügin W, Mayrhofer O (Hrsg) Anaesthesiologie Intensivmedizin und Reanimatologie. Springer, Berlin Heidelberg New York, 726–742
11. Cesar JM, Navarro JL (1990) Arachidonic acid metabolism in platelets stored for 5 days. Br J Haematol 74:295–299
12. Chow TW, Hellums JD, Moake JL, Kroll MH (1992) Shear stress-induced von Willebrand factor binding to platelet glycoprotein Ib initiates calcium influx associated with aggregation. Blood 80:113–120
13. Cramer EM, Lu H, Caen JP et al. (1991) Differential redistribution of platelet glycoproteins Ib and IIb-IIIa after plasmin stimulation. Blood 77:694–699
14. Dzik WH, Neckers L (1984) Mononuclear cell-surface antigens during storage of banked blood. Transplantation 38:67–71
15. Edenbrandt CM, Murphy S (1990) Adenine and guanine nucleotide metabolism during platelet storage at 22 °C. Blood 76:1884–1892
16. Edmunds LH jr (1989) Blood platelets and bypass (invited letter). J Thorac Cardiovasc Surg 97:470–471
17. Edmunds LH jr, Ellison N, Colman RW et al. (1982) Platelet function during cardiac operation comparison of membrane and bubble oxygenators. J Thorac Cardiovasc Surg 83:805–812
18. Fijnheer R, Modderman PW, Veldman H et al. (1990) Detection of platelet activation with monoclonal antibodies and flow cytometry. Changes during platelet storage. Transfusion 30:20–25
19. Fijnheer R, Pietersz RNI, Korte D de et al. (1990) Platelet activation during preparation of platelet concentrates: a comparison of the platelet-rich plasma and the buffy coat methods. Transfusion 30:634–638
20. Filip DJ, Aster RH (1978) Relative hemostatic effectiveness of human platelets stored at 4° and 22 °C. J Lab Clin Med 91:618–624
21. Filip DJ, Eckstein JD, Sibley CA (1975) The effect of platelet concentrate storage temperature on adenine nucleotide metabolism. Blood 45:749–756
22. George JN (1992) Changes in platelet membrane glycoproteins during blood bank storage. Blood Cells 18:501–511
23. George JN, Pickett EB, Saucerman S et al. (1986) Platelet surface glycoproteins. Studies on resting and activated platelets and platelet membrane microparticles in normal subjects, and observations in patients during adult respiratory distress syndrome and cardiac surgery. J Clin Invest 78:340–348
24. Gilliksson H (1990) Adenylate kinase as a marker for platelet Iysis. Transfusion 30: 536–540
25. Glaser A, Böck M, Rüschmeyer G et al. (1993) Lagerung von Thrombozytenkonzentraten: Qualitätskontrolle durch In-vitro-Blutungstest. Infusionsther Transfusionsmed 20:14–16
26. Grode G, Miripol J, Garber J et al. (1985) Extended storage of platelets in a new plastic container. I. Biochemical and morphologic changes. Transfusion 25:204–208
27. Guppy M, Attwood PV, Hansen et al. (1992) pH, temperature and lactate production in human red blood cells: implications for blood storage and glycolytic control. Vox Sang 62:70–75
28. Harker LA (1986) Bleeding after cardiopulmonary bypass. N Engl J Med 314: 1446–1447
29. Harker LA, Malpass TW, Branso HE et al. (1980) Mechanism of abnormal bleeding in patients undergoing cardiopulmonary bypass: aquired transient platelet dysfunction associated with selective α-granule release. Blood 56:824–834

30. Hindriks G, Ijsseldijk MJW, Sonnenberg A et al. (1992) Platelet adhesion to laminin: role of Ca^{2+} and Mg^{2+} ions, shear rate, and platelet membrane glycoproteins. Blood 79:928–935
31. Höhne M, Riemer J (1992) Infusionslösungen, Blut, Blutersatzmittel. In: Doenicke A, Kettler D, List WF et al. (Hrsg) Lehrbuch der Anästhesiologie und Intensivmedizin: Anästhesiologie. Springer, Berlin Heidelberg New York Tokyo, S 228–246
32. Holme S, Heaton WA, Courtright M (1987) Platelet storage lesion in second-generation containers: correlation with platelet ATP levels. Vox Sang 53:214–220
33. Holme S, Heaton WA, Whitley P (1990) Platelet storage lesions in second-generation containers: correlation with in vivo behavior with storage up to 14 days. Vox Sang 59:12–18
34. Holme S, Murphy S (1978) Quantitative measurements of platelet shape by light transmission studies; application to storage of platelets for transfusion. J Lab Clin Med 92:53–64
35. Hourdillé P, Gralnick HR, Heilmann E et al. (1992) von Willebrand factor bound to glycoprotein Ib is cleared from platelet surface after platelet activation by thrombin. Blood 79:2011–2021
36. Hundelshausen B von, Tempel G, Schneck HJ (1988) Massivtransfusion. Anästh Intensivmed 29:17–20
37. Hunt BJ, Sack D, Amin S, Yacoub MH (1992) The perioperative use of blood components during heart and heart-lung transplantation. Transfusion 32:57–62
38. Jensen LS, Andersen AJ, Christiansen PM et al. (1992) Postoperative infection and natural killer cell function following blood transfusion in patients undergoing elective colorectal surgery. Br J Surg 79:513–516
39. Kickler TS (1991) Improving the quality of stored platelets. Transfusion 31:1–3
40. Kirklin JW, Barratt-Boyes BG (1993) Hypothermia, circulatora arrest and cardiopulmonary bypass. In: Kirklin JW, Barrat-Boyes BG (Hrsg) Cardiac surgery, vol 1. Livingstone, New York Edinburgh London Melbourne Tokyo, pp 61–127
41. Kirklin JK, Westaby S, Blackstone EH et al. (1983) Complement and the damaging effects of cardiopulmonary bypass. J Thorac Cardiovasc Surg 86:845–857
42. Lavee J, Martinowitz U, Mohr R et al. (1989) The effect of transfusion of fresh whole blood versus platelet concentrates after cardiac operations. J Thorac Cardiovasc Surg 97:204–212
43. Leslie SD, Toy PTCY (1991) Laboratory hemostatic abnormalities in massively transfused patients given red blood cells and crystalloid. Am J Clin Pathol 96: 770–773
44. Levin RD, Kwaan HC, Ivanovich P (1978) Changes in platelet function during hemodialysis. J Lab Clin Med 92:779–786
45. Lu H, Soria C, Cramer EM et al. (1991) Temperture dependence of plasmin-induced activation or inhibition of human platelets. Blood 77:996–1005
46. Lundsgaard-Hansen P (1982) Das Komponentenkonzept in der chirurgischen Hämotherapie. Diagn Intensivther 12:297–310
47. Lundsgaard-Hansen P (1992) Treatment of acute blood loss (Review). Vox Sang 63:241–246
48. Manno CS, Hedberg KW, Kim HC et al. (1991) Comparison of the hemostatic effects of fresh whole blood, stored whole blood, and components after open heart surgery in children. Blood 77:930–936
49. McGill M (1978) Temperature cycling preserves platelet shape and enhances in vitro test scores during storage at 4 °C. J Lab Clin Med 92:971–982
50. McGill M, Brindley DC (1979) Effects of storage on platelet reactivity to arterial subendothelium during blood flow. J Lab Clin Med 94:370–380
51. Metzelaar MJ, Korteweg J, Sixma JJ, Nieuwenhuis HK (1993) Comparison of platelet membrane markers for the detection of platelet activation in vitro and during pla-

telet storage and cardiopulmonary bypass surgery. J Lab. Clin Med 121:579–587
52. Michelson AD, Adelman B, Barnard MR et al. (1988) Platelet storage results in a redistribution of glycoprotein Ib molecules. Evidence for a large intrapletelet pool of glycoprotein Ib. J Clin Invest 81:1734–1740
53. Michelson AD, Ellis PA, Barnard MR et al. (1993) Downregulation of the platelet surface glycoprotein Ib-IX complex in whole blood stimulated by thrombin, adenosine diphosphate, or an in vivo wound. Blood 81:1407–1409
54. Moake JL, Turner NA, Stathopoulos NA et al. (1988) Shear-induced platelet aggregation can be mediated by vWF released from platelets, as well as by exogenous large or unusually large vWF multimers, requires adenosine diphosphate, and is resistant to aspirin. Blood 71:1366–1374
55. Mohr R, Golan M, Martinowitz U et al. (1986) Effect of cardiac operation on platelets. J Thorac Cardiovasc Surg 92:434–441
56. Mohr R, Martinowitz U, Lavee J et al. (1988) The hemostatic effect of transfusing fresh whole blood versus platelet concentrates after cardiac operations. J Thorac Cardiovasc Surg 96:530–534
57. Moroff G, Holme S, Keegan T, Heaton A (1990) Storage of ADSOL-preserved red cells at 2.5 and 5.5 °C: comparable retention of in vitro properties. Vox Sang 59:136–139
58. Murphy S (1986) Platelet storage for transfusion. Beitr Infusionsther klin Ernähr 15:93–106
59. Murphy S, Gardner FH (1969) Platelet preservation. Effect of storage temperature on maintenance of platelet viability-deleterious effect of refrigerated storage. N Engl J Med 280:1094–1098
60. Murphy PJ, Connery C, Hicks GL jr, Blumberg N (1992) Homologous blood transfusion as a risk factor for postoperative infection after coronary artery bypass graft operations. J Thorac Cardiovasc Surg 104:1092–1099
61. Naesh O, Frijs JT, Hindberg I, Winther K (1985) Platelet function in surgical stress. Thromb Haemost 54:849–852
62. Oost BA van, Timmermans APM, Sixma JJ (1984) Evidence that platelet density depends on the α-granule contend in platelets. Blood 63:482–485
63. Owens M, Holme S, Heaton A et al. (1992) Post-transfusion recovery of function of 5-day stored platelet concentrates. Br J Haematol 80:539–544
64. Patscheke H (1992) Qualitätskontrolle von Thrombozytenpräparaten mit einem rheooptischen Formkriterium. In: van de Loo J, Asbeck F (Hrsg) Hämostase, Thrombophilie und Arteriosklerose. Schattauer, Stuttgart, S 764–767
65. Peterson DM, Stathopoulos NA, Giorgio TD et al. (1987) Shear-induced platelet aggregation requires von Willebrand factor and platelet membrane glycoprotein Ib and IIb/IIIa, Blood 69:625–628
66. Phillips MD, Moake JL, Nolasco L, Turner N (1988) Aurin triacarboxylic acid: a novel inhibitor of the association of von Willebrand factor and platelets. Blood 72:1898–1903
67. Pietersz RNI, Loos JA, Reesink HW (1987) Survival in vivo of platelets stored for 48 h in the buffycoat at 4 °C compared to platelet rich plasma stored at 22 °C. Blut 54:201–206
68. Pisciotto PT, Snyder EL (1988) Use and administration of blood and components. In: Chernow B (ed) The pharmacologic approach to the critcally III patient. William & Wilkins, Baltimore pp 254–275
69. Pulliam MW (1981) Use of blood and Its components. Clin Neurosurg 28: 14–70
70. Pumphrey CW, Dawes J (1983) Platelet alpha granule depletion: findings in patients with prosthetic heart valves and following cardiopulmonary bypass surgery. Thromb Res 30:257–264

71. Rao GHR (1992) Influence of storage on signal transduction pathways on platelet function. Blood Cells 18:383–396
72. Remuzzi G, Livio M, Marchiaro G et al. (1978) Bleeding in renal failure: altered platelet function in chronic uraemia only partially corrected by haemodialysis. Nephron 22:347–353
73. Rinder HM, Snyder EL (1992) Activation of platelet concentrate during preparation and storage. Blood Cells 18:445–456
74. Rinder HM, Murphy M, Mitchell JG et al. (1991) Progressive platelet activation with storage: evidance for shortened survival of activated platelets after transfusion. Transfusion 31:409–414
75. Rock G, Sherring A, Tittley P (1984) Five-day storage of platelet concentrates. Transfusion 24:147–152
76. Rodgers SE, Lloyd JV, Russel WJ (1985) Platelet function in platelet concentrates and in whole blood. Anaesth Intens Care 13:355–361
77. Roth GJ (1991) Developing relationships: platelet adhesion, glycoprotein Ib, and leucine-rich glycoproteins. Blood 77:5–19
78. Seidel J, Stangel W (1987) Leukoctes in transfusion medicine – an overview of functions and clinical implications. In: Smit sibinga CTh, Das PC, Engelfriet CP (eds) White cells and platelets in blood transfusion. Martinus Nijhoff, Boston Dordrecht Lancaster, pp 17–35
79. Shenaq SA, Yawan DH, Saleem A et al. (1986) Effect of profound hypothermia on leukocytes and platelets. Ann Clin Lab Sci 16:130–133
80. Sheppeck RA, Bentz M, Dickson C et al. (1991) Examination of the roles of glycoprotein Ib and glycoprotein IIb/IIIa in platelet deposition on an artificial surface using clinical antiplatelet agents and monoclonal antibody blockade. Blood 78:673–680
81. Shimizu T, Kato K (1986) Sequestration of serotonin in stored platelets. Transfusion 26:274–277
82. Shukla SD, Morrison WJ, Klachko DM (1989) Response to platelet-activating factor in human platelets stored and aged in plasma. Decrease in aggregation, phosphoinostide turnover, and receptor affinity. Transfusion 29:528–533
83. Sloand EM, Sloand JA, Prodouz K et al. (1991) Reduction of platelet glycoprotein Ib in uraemia. Br J Haematol 77:375–381
84. Snyder EL (1992) Activation during preparation and storage in platelet concentrates. Transfusion 32:500–502
85. Snyder EL, Koerner TAW, Kakaiya R jr. et al. (1983) Effect of mode of agitation on storage of platelet concentrates in Pl-732 containers for 5 days. Vox Sang 44:300–304
86. Snyder EL, Dunn BE, Giometti CS et al. (1987) Protein changes occurring during storage of platelet concentrates. A two dimensional gel electrophoretic analysis. Transfusion 27:335–341
87. Snyder EL, Horne WC, Napychank P et al. (1989) Calcium-dependent proteolysis of actin during storage of platelet concentrates. Blood 73:1380–1385
88. Solberg C, Holme S, Little C (1986) Morphological changes associated with pH changes during storage of platelet concentrates. Beitr Infusionsther klin Ernähr 15:107–117
89. Solum NO (1985) Platelet membrane proteins. Semin Hematol 22:289–302
90. Sweeney D, Williams V (1987) The effect of halothane general anaesthesia on platelet function. Anaesth Intens Care 15:278–281, 1987
91. Urbaniak SJ, Cash JD (1977) Blood replacement therapy. Br Med Bull 33:273–282
92. Wakefield TW, Whitehouse WM jr, Stanley JC (1984) Depressed cardiovascular function and altered platelet kinetics following protamine sulfate reversal of heparin activity. J Vasc Surg 1:346–355

93. Wallvik J, Stenke L, Åkerblom O (1990) The effect of different agitation modes on platelet metabolism, thromboxane formation, and alphagranular release during platelet storage. Transfusion 30:639–643
94. Ware JA, Kang J, DeCenzo MT et al. (1991) Platelet activation by a synthetic hydrophobic polymer, polymethylmethacrylate. Blood 78:1713–1721
95. Wasser MNJM, Houbiers JGA, Amaro JD et al. (1989) The effect of fresh versus stored blood on post-operative bleeding after coronary bypass surgery: a prospective randomized study. Br J Haematol 72:81–84
96. Wenger RK, Lukasiewicz H, Mikuta BS et al. (1989) Loss of platelet fibrinogen receptors during clinical cardiopulmonary bypass. J Thorac Cardiovasc Surg 97: 235–239
97. Wun T, Paglieroni T, Sazama K, Holland P (1992) Detection of plasmapheresis-induced platelet activation using monoclonal antibodies. Transfusion 32:534–540
98. Zilla P (1989) Blood platelets and bypass. J Thorac Cardiovasc Surg 97:797–800
99. Zilla P, Fasol R, Groscurth P et al. (1989) Blood platelets in cardiopulmonary bypass operations. J Thorac Cardiovasc Surg 97:379–388
100. Zistl F (1988) Notfalltransfusion. Anästh Intensivmed 29:21–24

Virussicherheit von Frischplasma

J. U. Wieding, R. J. Friedrich, G. Simson und M. Köhler

Abteilung Transfusionsmedizin, Universitätskliniken Göttingen

Dieser Artikel gibt einen Überblick über die Methylenblau (MB)- und die Solvent/Detergent (SD)-Behandlung von Plasma zur Inaktivierung von lipidumhüllten Viren. Ein wichtiges Merkmal der SD-Behandlung ist die Notwendigkeit, Plasma verschiedener Spender zu poolen. Unabhängig von anderen Aspekten enthält Poolen das Risiko, Infektionen zu streuen, während MB-Plasma von einzelnen Spendern kein größeres Risiko als konventionelles Plasma bietet. Jedoch ist die SD-Methode erheblich besser untersucht und hat dabei eine adäquate Wirksamkeit für die „Problem"-Viren HIV, HBV und HCV gezeigt, obwohl die Virussicherheit von Faktorenkonzentraten nicht erreicht ist.

Die therapeutisch wirksamen Plasmabestandteile beider Produkte sind im großen und ganzen gut erhalten: Aktivitäten von Gerinnungsfaktoren nehmen um 5–20% ab. Die SD-Behandlung reduziert Protein S- und α_2-Antiplasmin-Aktivität um etwa 40%, während die MB-Behandlung zur deutlichen photooxidativen Alteration von Fibrinogen mit Störung der Fibrinpolymerisation führt. Wie neuere Studien zeigen, wird der Gebrauch beider Plasmaprodukte nicht durch akute oder chronische Toxizität eingeschränkt.

Da jetzt Plasma mit vermindertem Infektionsrisiko erhältlich ist, muß der weitere Einsatz von konventionellem Plasma gut begründet sein. Virusinaktiviertes Plasma kann jedoch noch nicht zwingend vorgeschrieben werden, weil Ausmaß und Bedeutung aller qualitativen Veränderungen unklar sind. Daher sollten „konservative" Methoden wie die Plasmaquarantäne berücksichtigt werden, denn diese vermindern das Infektionsrisiko ohne Beeinträchtigung der Plasmaqualität. Bislang fehlen konkrete Anordnungen des Bundesgesundheitsamtes.

Infektiosität von Blutprodukten

Die Übertragung von Krankheitserregern ist bis heute die häufigste Ursache für Todesfälle durch Blutprodukte [1]. Dabei sind Hepatitis-Viren B und C (HBV, HCV), die Gruppe der humanen T-lymphozytotrophischen Viren (HTLV, HIV 1/2) sowie das Zytomegalie- und Epstein-Barr-Virus (CMV, EBV) von besonderer Bedeutung; alle diese Viren haben eine Lipidhülle. Transfusionsmedizinisch weniger relevant sind Hepatitis-A-Virus, Creutz-

Martin/Nawroth (Hrsg.)
Fachübergreifende Aspekte der Hämostaseologie

Tabelle 1. Jährliche Morbidität und Mortalität der wichtigsten transfusionsbedingten Infektionen in Deutschland (*HIV* humanes Immunodefizienzvirus, *HBV*/ *HCV* Hepatitis-Virus B/C. (Mod. nach P. Kühnl, Hamburg)

	HIV	HBV	HCV
Übertragungsrate infizierter Konserven	1:500000	1:50000	1:10000
Infizierte Patienten/5 · 10^6 Konserven	10	100	500
Erkrankte Patienten/Jahr (= % der Infizierten)	10 (=100%)	10 (=10%)	250 (=50%)
Verstorbene Patienten/Jahr (= % Letalität der Infizierten)	10 (=100%)	5 (=5%)	50 (=10%)
Infektionsbedingter Tod bei ca. 50%	5	3	25

Vgl. „Tod durch Fehltransfusion o. a. immunhämatologische Komplikationen": 1:500000

feldt-Jacob-Erreger und Parvovirus B19; diesen Erregern fehlt die Lipidhülle. Gemessen an Häufigkeit, Chronizität und Letalität der resultierenden Erkrankung haben z. Zt. Infektionen von HCV und HIV die größte Bedeutung (Tabelle 1).

Konservative Methoden der Infektionsprophylaxe

Eine sehr wirksame Maßnahme zur Reduktion transfusionsbedingter Infektionskrankheiten ist die Selektion von Spendern sowie der gespendeten Blutprodukte [18]. Für die Herstellung von Blut- und Blutbestandteilkonserven (inkl. Plasma) gelten die einschlägigen Gesetze und Verordnungen (vom wissenschaftlichen Beirat der Bundesärztekammer und vom Bundesgesundheitsamt). Demnach ist beim Spender die Spendetauglichkeit durch Anamnese, ärztliche Untersuchung und Laboruntersuchungen zu sichern; zu letzterem zählen die Untersuchungen auf HbsAg, HIV-, HCV- und Lues-Antikörper sowie der GPT als Marker entzündlicher Lebererkrankungen.

Diese etablierten Maßnahmen verringerten die Zahl infektiöser Blutprodukte erheblich; z. B. ging in den letzten 5 Jahren nach Einführung des Anti-HCV-Testes die Zahl der Non-A-Non-B-Hepatitis Infektionen um etwa 80% zurück. Dennoch bleibt ein Restrisiko. Dieses ist bedingt (A) durch das sog. diagnostische Fenster, d. h. die Latenzzeit zwischen der Infektion des Blutspenders und der Nachweismöglichkeit, sowie (B) durch den Mangel an geeigneten Screeningmethoden (mangelnde Methodensensivität, Testfehler, Unkenntnis eines pathogenen Erregers, Antigendrift, u. a.).

Weitergehende infektionsserologische Testverfahren sind in Erprobung oder in einigen Instituten bereits in routinemäßiger Anwendung, die z. B.

dem Nachweis von Neopterin, HIV-p24-Antigen oder von Antikörpern gegen HBV-Core-Antigen oder (im Ausland) HTLV-I dienen. Bei immunsupprimierten Patienten werden Zytomegalievirus-kontaminierte Spenden ausgeschlossen.

Da sich trotz aller Vorsichtsmaßnahmen infektiöse Konserven nicht völlig vermeiden lassen, ist stets eine strenge Indikation für die Gabe aller homologer Blutkomponenten erforderlich. Die klinische Notwendigkeit ihrer Substitution muß in jedem Fall kritisch überprüft werden. Auf Transfusionen könnte verzichtet werden, wenn Grenzwerte von Hämoglobin und Thrombozyten individuell festgelegt werden. Statt Frischplasma (Indikationsstellung lt. Bundesgesundheitsamt) könnten infektionssichere Plasmaersatzstoffe, z. B. Plasmaproteinkonzentrate, infundiert werden [26]. Darüberhinaus kann das Infektionsrisiko durch konsequente Anwendung des Eigenblutspendekonzepts weiter reduziert werden [5].

Die *„Plasmaquarantäne"* bietet eine Möglichkeit, das Restinfektionsrisiko des Plasmas – je nach Quarantänezeit – um wahrscheinlich mehr als 80% zu senken: Die Ausgabe des Plasmas erfolgt erst nach erneuter infektionsserologischer Kontrolle des Spenders nach mindestens 3 Monaten.

Die sog. *„Blutproduktkopplung"* bietet eine weitere Möglichkeit der Infektionskontrolle [29]; denn durch die Trennung einer Vollblutkonserve in mehrere Blutprodukte können gleich mehrere Empfänger durch einen einzigen Blutspender infiziert werden. Das läßt sich durch die gekoppelte Ausgabe dieser Blutprodukte vermeiden, d. h. ein Patient erhält (bei entsprechender Indikation) nach Möglichkeit Erythrozyten, Thrombozyten und/oder Plasma aus derselben Blutspende.

Plasmaquarantäne und Blutproduktkopplung erfordern jedoch einen erheblichen logistischen Aufwand, so daß beide zur Zeit nur wenig Anwendung finden.

Infektionsprophylaxe durch „konservative" Methoden, bei denen die Produktqualität unverändert bleibt

---

Freigabekriterien der Blutprodukte

- Spender-/Konservenausschluß lt. Richtlinien
- zusätzliche infektionsserologische Marker
- Quarantäne z. B. von Plasma (erneute Spenderkontrolle)
- Produktkopplung: Ausgabe von Erythrozyten Plättchen und/oder Plasma aus einer Spende

Strenge Indikationen für (homologe) Blutkomponenten

- Ausschöpfen der Eigenblutmöglichkeiten
- Einzelfallindikationen (variable Richtwerte für Hb etc.)
- Ausweichen auf infektionssicherere Substitute

Insgesamt würde eine konsequente Anwendung aller hier als konservativ bezeichneten Maßnahmen (Übersicht) zur deutlichen Reduktion des Infektionsrisikos führen, ohne die Qualität der Blutprodukte zu beeinträchtigen oder zu verändern.

Aspekte zur Virusabreicherung und -inaktivierung

Im Gegensatz zum Frischplasma und den anderen „direkten" Blutprodukten (Erythrozyten- und Thrombozytenkonzentraten) sind bei *Plasmaproteinkonzentraten* Maßnahmen zur Virusabreicherung und -inaktivierung seit langem gut etabliert [9, 12, 28]. Sie sind nötig, da ihre Herstellung ein Poolen vieler verschiedener Plasmen erfordert, denn anderenfalls wären die Verfahren zu aufwendig. Somit kann eine einzige infektiöse Spende, die in den Pool eingeht, viele Empfänger infizieren. Ein Beispiel für das hohe Infektionsrisiko durch das Poolen einerseits und für die Effektivität der Virusinaktivierung andererseits ist die große Zahl von Hämophiliepatienten, die durch Behandlung mit nichtvirusinaktivierten Faktor VIII-Konzentraten Hepatitis-Virus und HIV-infiziert wurden. Diese Zahl ging nach Einführung effektiver Inaktivierungsverfahren dramatisch zurück.

Im Vergleich zum Frischplasma, das eine physiologische Plasmaproteinzusammensetzung besitzt, werden bei den Konzentraten die gewünschten Proteine an- und die Viren gleichzeitig abgereichert. Zugleich können zugesetzte viruzide, möglicherweise toxische Agentien entfernt werden. Desweiteren können Aktivitätsverluste infolge des Herstellungsverfahrens kompensiert werden, indem Proteine spezifisch angereichert werden. Beim Frischplasma soll demgegenüber die physiologische Plasmaproteinzusammensetzung gewahrt bleiben: dies verbietet Verfahren, welche einzelne Plasmaproteine denaturieren, denn eine spätere Anreicherung ist kaum möglich.

Darüberhinaus dürfen bei Präparaten *einzelner Spender* Agentien nur dann zugesetzt werden, wenn diese nicht toxisch oder immunogen – primär oder sekundär – sind, denn die Entfernung einzelner Substanzen aus den Präparaten ist technisch kaum möglich. Dafür ist – im Gegensatz zum Poolplasma – das Infektionsrisiko auf einen einzelnen Empfänger beschränkt, sollte die Virusinaktivierung ungenügend sein.

Zusätzliche *Schwierigkeiten entstehen bei Erythrozyten- und Thrombozytenkonzentraten:* Hier ist die Virusaktivierung nur einzelner therapeutischer Einheiten sinnvoll, und „Zell-Integrität bzw. -funktionalität müssen bewahrt bleiben [8, 21].

Allgemein gelten als Kriterien zur Beurteilung von Methoden (I) die Effektivität der Viruselimination, (II) der Erhalt der Nativität und Wirksamkeit der Blutprodukte/-bestandteile und (III) die Verträglichkeit, d.h. das Fehlen von toxischen und immunogenen Substanzen. Geeignete Testsysteme hierfür reichen von In-vitro-Versuchen (z.B. Inaktivierung von Modellviren) und Bestimmung der Nativität von Plasmaproteinen über Tierversuche bis hin zu klinischen Studien.

Da die heute transfusionsmedizinisch relevanten Vieren HIV, HBV und HCV sowie EBV und CMV eine Lipidhülle haben, erscheint es sinnvoll, die Spezifität von Virusinaktivierungsverfahren an dieser Hülle auszurichten, an die die Infektiosität gekoppelt ist.

Methoden zur Virusinaktivierung und Abreicherung

Die älteste Methode zur Inaktivierung von Mikroben ist die Erhitzung. Während diese bei Albuminlösungen relativ einfach anwendbar war, erfordern thermolabile Proteine wie Gerinnungsfaktoren differenziertere Verfahren. Schließlich erwiesen sich spezielle Formen der *Flüssig-Hitze-Behandlung* und *Überdruck-Dampf-Hitze-Behandlung* als sehr gut wirksam.

Ebenfalls sehr lange bekannt ist die viruzide Wirkung organischer Lösungsmittel. In einer Fortentwicklung dieses Wirkprinzips bewirken ein Solvenz und ein Detergenz synergistisch die Zerstörung von Lipidmembranen [14]: Das Detergenz lagert sich in die Lipidmembran ein, führt zu deren Desintegrität und zusammen mit dem Solvenz zu ihrer Auflösung. In der Anwendung, z.B. auf Gerinnungsfaktorkonzentrate, hat sich die Kombination des organischen Lösungsmittels Tri(*n*-butyl)phosphat (TNBP) mit einem Detergenz wie Natrium-Cholat, Tween 80 oder Triton X-100 als besonders effektiv zur proteinschonenden Virusinaktivierung erwiesen.

Insgesamt setzten sich beide Wirkprinzipien, die (Feucht-) Erhitzung und die Solvent/Detergent (SD)-Behandlung, in Zentraleuropa als zuverlässige Methoden der Virusinaktivierung durch.

Darüberhinaus wurde eine Vielzahl von Methoden mit sehr unterschiedlichen Wirkprinzipien erprobt, um Virusaktivität in Proteinkonzentraten, aber auch Plasma, Erythrozyten und Thrombozyten zu eliminieren. Die Mehrzahl dieser Methoden befindet sich noch im Experimentalstadium oder erwies sich als unbrauchbar. Die folgende Übersicht zeigt eine Gliederung der Wirkprinzipien. Ferner sind Methoden, die bei Produkten von Einzelspenden untersucht wurden, von S. Wagner umfassend diskutiert [33].

Von dieser Methodenvielfalt ist u.a. die Virusinaktivierung durch Strahlenenergie zu nennen. Die alleinige *Anwendung von γ-Strahlen oder UV-Licht* führt jedoch zu unspezifischen Schädigungen, da grosse Energiemengen nötig sind, um Viren zu zerstören [11]. Eine Reduzierung der Strahlenenergie wird durch Zusatz *photosensibilisierender Farbstoffe* möglich [22]. Bei Bestrahlung entstehen abhängig vom verwendeten Farbstoff freie Radikale oder andere Intermediärprodukte mit minimaler Halbwertszeit. Der Farbstoff führt entsprechend seiner Affinität zu Viren bevorzugt zur *photooxidativen Zerstörung von Viruslipidhüllen oder von Nukleinsäure.* Erprobt wurden Farbstoffe wie Hämato- oder Benzoporphyrinderivate, Methylenblau und andere Phenothiazine [19] sowie verschiedene Psoralenderivate und Cyaninderivate (Phthalocyanin und Merocyanin) [8, 15, 21].

Eine *chemische Nukleinsäureschädigung* infolge einer Guanosinalkylierung wird durch *β-Propiolacton* bewirkt. Die Kombination mit UV-Strahlen

Wirkprinzipien der Viruselimination und -Inaktivierung

Abreicherung von Viren in Plasma und in Leukozyten:

- Waschen von roten Blutkörperchen und Plättchen
- Filtration
  - Leukozytenadsorptionsfilter
  - Retention von Viren durch Ultrafiltration
  - Virusaffinitätschromatographie

Inaktivieren von Viren:

- Bestrahlung
  - Strahlung hoher Energie (UV-, γ-Strahlen)
  - Strahlung niedriger Energie kombiniert mit photosensibilisierenden Farbstoff
    - Zerstörung der Membranen (z. B. Cyanine, Phenothiazine)
    - Schädigung der Nukleinsäure (z. B. Psoralene)
- Chemikalien
  - Zerstörung der Membranen (z. B. organische Lösungsmittel mit/ohne Detergentien, Ozon)
  - Schädigung der Nukleinsäure (z. B. β-Propiolacton)
- Erhitzung
  bei adäquater Temperatur, Zeit und Feuchtigkeit
  (z. B. Pasteurisierung, Überdruck-Dampf-Hitze)
- Neutralisierende Antikörper

Kombination von Methoden mit verschiedenen Prinzipien:

(z. B. Erhitzung mit organischem Lösungsmittel
β-Propiolacton mit UV)

---

ist bekannt als Lo-Grippo-Verfahren und schädigt neben der Nukleinsäure zusätzlich virale Lipdhüllen.

Zu den *Filtrationsmethoden* zählt die Entfernung von Viren durch unspezifisches Abfiltern größerer Plasmabestandteile. Bei der Reduktion des HIV-Virus werden jedoch auch hochmolekulare Proteine wie der Gerinnungsfaktor VIII teilweise entfernt. Affinitätschromatographische Verfahren zur Elimination bestimmter Viren erwiesen sich als unpraktikabel und nicht sicher wirksam. Mittels handelsüblicher Leukozytenadsorptionsfilter lassen sich potentiell viral infizierte Leukozyten aus Erythrozyten- und Plättchenkonzentraten entfernen und so z. B. die CMV-Infektiosität um den Faktor von ca. 10^3 verringern.

Das *Waschen der Erythrozyten* sollte zur Verminderung der Virusinfektiosität dienen, die durch Plasma und Leukozyten vermittelt wird; es erwies sich aber als unpraktikabel und kaum wirksam.

Schließlich sind noch sog. *„schützende Antikörper“* zu nennen. Zum Beispiel ließe sich durch Hepatitis B-Hyperimmunglobulin eine Reduktion von Hepatitis B und Non-A-Non-B-Hepatitis-Infektionen erzielen, die jedoch verglichen mit anderer Virusinaktivierung relativ unsicher ist.

Anwendung und Probleme von Methoden zur Virusinaktivierung

Seit mehreren Jahrzehnten kommen Methoden der Virusinaktivierung zur *breiten kommerziellen Anwendung*, wenn *Proteinkonzentraten* aus gepooltem Plasma hergestellt werden (s. oben). Probleme bereitete insbesondere die Virusinaktivierung hitzesensibler Plasmaproteine wie der Gerinnungsfaktoren. Dabei erwiesen sich spezielle Formen der *Flüssig-Hitze-Behandlung der Fa. Behring* und die *Überdruck-Dampf-Hitze-Behandlung der Fa. Immuno* insgesamt als sehr effektiv bei der Inaktivierung von HIV, HBV und HCV. Das β-Propiolacton/UV-Verfahren (Fa. Biotest) galt bis vor kurzem als vergleichbar wirksam (s. unten); es sollte Parvoviren etwas besser als andere Methoden inaktivieren. Die *größte Verbreitung und zahlreiche Anwender hat das Solvent/Detergent-Verfahren* nach Horowitz gefunden. Es ist sehr effektiv bei lipidumhüllten Viren. Eine Modifikation dieses Verfahrens findet inzwischen Anwendung zur Virusinaktivierung in gepooltem Frischplasma [10, 13, 27, 32]. Alternativ ist seit einigen Monaten Methylenblauphotooxidiertes Frischplasma einzelner Spender im Handel.

Gefürchtet sind „Versager“ der Virusinaktivierung und insbesondere *infizierte Präparate, die aus einem gemeinsamen Plasmapool* stammen, weil eine infektiöse Spende aureicht, zahlreiche Empfänger zu infizieren. So wurden durch trocken erhitzte Faktorenkonzentrate der ersten Generation zahlreiche Hepatitiden und HIV-Infektionen verursacht [7]. Im Jahr 1990 wurden HIV-Infektionen durch ein β-Propiolacton/UV-behandeltes PPSB-Präparat berichtet [16]. Vor kurzem wurde eine größere Zahl von Hepatitis-A-Infektionen durch ein Solvent/Detergent-behandeltes Faktorenkonzentrat bekannt: Als Ursache wurde hier die Kontamination des im Herstellungsprozeß angewendeten Wassers genannt [20, 31]; zu bemerken ist, daß das Inaktivierungsverfahren aufgrund seiner Spezifität für lipidumhüllte Viren das Hepatitis-A-Virus nicht hätte inaktiveren können.

Das *Poolen von Plasma* bleibt unabhängig von Fehlern der Virusinaktivierung *ein vieldiskutiertes Problem*: Das Poolen begünstigte die weite Verbreitung von Viren einzelner Spender, bei denen diese Viren nicht unbedingt pathogen sein müssen; dadurch berge das Poolen die *Gefahr, daß somit primär unbedeutende Viren* nun transfusionsmedizinisch relevant würden.

Wenn zum Beispiel die Virusinaktivierung wie beim SD-Verfahren auf die Zerstörung der Lipidhülle ausgerichtet ist, werden nichtumhüllte Viren wie das Parvovirus B19 (PVB19) nicht beeinträchtigt. PVB19 ist nur sehr selten pathogen. Da ein Großteil der Bevölkerung Antikörper trägt, werden die Parvoviren einer vereinzelten infektiösen Einheit im Plasmapool „neutralisiert“, wie auch normale i.v.-Immunglobuline Parvoviren sowohl in vitro als auch in vivo neutralisierten [17]. Nicht geklärt ist jedoch die Frage nach dem Verbleib der Antikörper-beladenen Viren nach ihrer Infusion gerade in den sehr seltenen Fällen, in denen PVB19 transfusionsmedizinisch bedeutsam sein könnte, wie zum Beispiel bei Feten und immungeschwächten Patienten.

Neben den Problemen sind hier auch Vorteile des Poolens von Plasma zu nennen. Das sind zum einen die Zuverlässigkeit der Virusinaktivierung durch Vorverdünnung einzelner, möglicherweise sehr hoher Virustiter und zum anderen eine Produktstandardisierung, d. h. aus den zum Teil sehr differenten Ausgangsplasmen verschiedener Spender entsteht durch das Poolen ein „pharmazeutisches Produkt" mit chargenspezifischer Deklaration.

Solvent-/Detergent-virusinaktiviertes Plasma

Das Solvent/Detergent (SD)-Verfahren leitet sich aus der viruziden Wirkung organischer Lösungsmittel ab (s. unten). Da es sich bei der Virusinaktivierung sehr vieler Gerinnungsfaktorkonzentrate bewährt hat, erfolgt seit kurzem die Anwendung auch bei Frischplasma.

Dazu werden etwa 250–1000 Frischplasmaeinheiten gepoolt, partikelfrei filtriert und mit einem Gemisch aus TNBP und Triton X-100 (Endkonzentration jeweils 1 Volumenprozent) für 4 h bei 30 °C versetzt. Die Entfernung der viruziden Substanzen erfolgt durch Zusatz von Sojabohnen-/Rizinusöl und anschließende Säulenchromatographie des Plasmas, so daß weniger als 0,5 bzw. 2 μg/ml TNBP bzw. Triton X-100 im Plasma verbleiben. Das anschließend sterilfiltrierte Plasma kann tiefgefroren oder lyophilisiert gelagert werden; es ist um etwa 10% gegenüber dem Ausgangsmaterial verdünnt [10].

Diese SD-Behandlung reduziert HIV und Hepatitis-B- bzw. C-Viren um mehr als den Faktor 10^7 bzw. 10^6. Damit soll das Plasma eine vergleichbare Virussicherheit haben wie die vielen Millionen ähnlich behandelten Faktor VIII-Konzentrate. Da das SD-Verfahren auf die Zerstörung der Lipidhülle ausgerichtet ist, werden nichtumhüllte Viren wie Parvovirus B19 und Hepatitis-A-Virus nicht inaktiviert (s. oben).

Im SD-behandeltem Plasma sind – gegenüber dem Ausgangsmaterial – die Aktivitäten und Konzentrationen von Gerinnungsfaktoren, -Inhibitoren, Immunglobulinen und anderen wichtigen *Plasmaproteinen* jeweils unterschiedlich zwischen 5–20% verringert [10]. Deutlich stärker, um über 40%, fallen Protein S und α_2-Antiplasmin ab. Plasmatriglyzeride, – Cholesterin und Lipoprotein (a) werden größtenteils, IgM inkl. der Isoagglutinine um ca. 30% reduziert [10]. Hervorzuheben ist die poolbedingte *Produktstandardisierung* (s. oben).

Die umfangreichen tierexperimentellen Untersuchungen zur *Verträglichkeit* (akute und chronische Toxizität) zeigten bei Ratten und Hunden, daß bis zu 7 l Plasma (pro Tag 4 l) bei 75 kg Körpergewicht unbedenklich sind [10, 13, 27]. Die Prüfung auf sensibilisierende und hämolytische Eigenschaften sowie Mutagenitäts- und Reproduktionsstudien erbrachten keine pathologischen Befunde. Diese Versuche und erste klinische Erfahrungen zeigen die gute Verträglichkeit von SD-behandeltem Plasma; im klinischen Alltag jedoch, z. B. bei Massiv- und Austauschtransfusionen, könnte es nötig sein, daß Höchstdosen überschritten werden, die in Tierversuchen als verträglich ermittelt worden waren.

In Deutschland ist Solvent/Detergenz-behandeltes Plasma seit 1990 beim Blutspendedienst des DRK in Hagen und seit 1992 bei der Fa. Octapharma kommerziell erhältlich.

Methylenblau-virusinaktiviertes Plasma

In Anwendung des 1993 beschriebenen Wirkprinzips von Methylenblau entwickelte der Blutspendedienst des Deutschen Roten Kreuzes in Niedersachsen ein Verfahren zur Inaktivierung von Viren in Frischplasma. Diese Methode zeichnet sich durch die gute Praktikabilität aus; sogar die Behandlung von Plasma einzelner Spenden ist gut möglich, so daß Poolen verschiedener Plasmen vermieden werden kann.

Die Gewinnung des Frischplasmas mit Schockgefrieren erfolgt wie üblich, um Zellen zu zerstören und intrazelluläre Viren freizusetzen. Nach Auftauen folgt dann die photodynamische Virusinaktivierung durch Zusatz von 1 µmol/l Methylenblau (Endkonzentration) und Bestrahlung mit sichtbarem Licht für eine Stunde mit 60000 Lux (ehemals 2h mit 16000 Lux); nach erneutem Ein-frieren wird das Produkt gelagert.

Bei dieser Photooxidation werden lipidumhüllte Viren inaktiviert, indem sich das Methylenblau aufgrund seiner kationischen Ladung an die negativgeladene Lipidmembranen anlagert. HIV ist dann um etwa den Faktor 10^4 bis 10^6 inaktiviert; es handelt sich dabei um Zellkultur-infektiöse Einheiten, so daß die Daten nur bedingt auf die Infektiosität bei Primaten übertragbar sind. Leider liegen bislang keine publizierten Ergebnisse zu humanpathogenen Hepatitis-Viren vor.

Die Aktivität der Gerinnungsfaktoren ist im Mittel gut erhalten und fällt zwischen 5% bei Faktor V und 17% bei Faktor XII; der Abfall von Fibrinogen und Faktor VIII liegt über 20% [19, 24].

In den In-vitro- und Tierversuchen sowie den bislang behandelten Patienten gab es keinen Hinweis auf die Entstehung von Neoantigenen und Allergenen oder Unverträglichkeiten [19, 24]. Die Untesuchung der akuten Toxizität erfolgte an Beagle-Hunden mit jedoch Infusion von nur 5 ml pro kg Körpergewicht (=375 ml bei 75 kg!) mit 1 µM oder 10 µM MB-behandeltem Plasma einmalig oder mit einer Wiederholung nach 4 Wochen.

Methylenblau (MB)-behandeltes Plasma ist seit Februar 1992 kommerziell beim Blutspendedienst des DRK in Springe erhältlich.

In einer ersten kontrollierten klinischen Studie zur Beobachtung der Verträglichkeit des Plasmas wurden insgesamt 519 MB-behandelte Plasmen bei 103 Patienten infundiert. Klinische Nebenwirkungen innerhalb von 24 h nach Infusion wurden vergleichsweise ähnlich häufig beobachtet wie in der Kontrollgruppe mit konventionellem Frischplasma [25, 35].

Darüber hinaus wurden in 9 der ersten 110 MB-behandelten Plasmen „*Gerinnsel*“ beobachtet, obwohl die Plasmabeutel in gleicher Art und Weise behandelt waren [35]. Dies beinhaltete Auftauen mit fließendem Wasser bei etwa 30 bis knapp über 40 °C. Obwohl dabei Zeit und Temperatur unzureichend standardisiert waren, kam es – entsprechend der Seltenheit im allgemeinen FFP-Gebrauch – innerhalb der Studie bei konventionellem Frischplasma in keinem Fall zur Gerinnselbildung. Nach der Anweisung, MB-behandeltes Plasma vorsichtiger als üblich aufzutauen sowie einer Modifikation im Herstellungsprozeß wurden diese Gerinnsel nicht mehr beobachtet.

Anschließende In-vitro-Untersuchungen zeigten, daß es *bei der Methylenblau-/Lichtbehandlung von Plasma neben der beabsichtigten Inaktivierung von lipidumhüllten Viren zur Photooxidation von Fibronogen kommt* [34]. Der Verlust an gerinnbarem Fibrinogen (Methode nach Clauss) und die Verlängerungen von Thrombin-/Reptilase-/Batroxobinzeiten sind Zeichen der gestörten Fibrinpolymerisation.

Ferner entstanden Fibrinogenderivate mit erhöhter Aggregabilität. Dies kam besonders deutlich bei grenzwertig physiologischen Temperaturen zum Ausdruck. Somit erklärten die In-vitro-Untersuchungen die zuvor beobachtete Thermolabilität bzw. die Bildung von „Pseudogerinnsel“ in MB-behandeltem Plasma; bei einer klinischen Anwendung sollte das Auftauen daher vorsichtiger als bislang erfolgen. Während auch die Gerinnselretraktion, also die Fibrinogen-Plättchen-Interaktion beeinträchtigt wurde, blieb das immunologisch bestimmbare Plasmafibrin(ogen) unverändert.

Entsprechend der komplexen Struktur und Funktion von Fibrinogen bleiben bei seiner Photooxidation weitere Effekte zu diskutieren, z. B. die Beeinflussung der Fibrinolyseaktivität und der Gerinnsellysierbarkeit, der FXIII-Quervernetzung oder der Verminderung der Clearanceleistung vom retikuloendothelialen System durch atypische Fibrin(ogen)-Derivate u. a.

Die Photooxidation des Fibrinogens mit Störung der Fibrinpolymerisation entspricht den Befunden früherer Arbeiten. Als Ursache für die Affinität von Methylenblau zu Fibrinogen gilt seine kationische Ladung. Diese Affinität betrifft aber auch andere Plasmasubstanzen, deren Photooxidation daher wahrscheinlich ist.

Für die Transfusionsmedizin ist wahrscheinlich der Verlust an normal gerinnbarem Fibrinogen um 20% weniger bedeutsam als die photooxidative Alteration des Fibrinogens. Daher werden atypische Fibrin(ogen)-Derivate infundiert, die (in vitro) nicht mehr in physiologischer Weise gerinnen und sogar die normale Hämostase beeinträchtigen können.

Diese aus bekannten Ergebnissen resultierenden Bedenken wurden unserer Kenntnis nach bislang nicht abgeklärt. *Gegenüber dem konventionellem Plasma besteht eine veränderte Produktqualität, über die der Anwender informiert werden muß.* Jedoch fehlen in der Produktinformation bis heute Hinweise z. B. zur Thermolabilität des Produktes beim Auftauen, zur Beeinträchtigung der Laboranalytik (Fibrinogen, Thrombinzeit u. a.) oder zu möglichen Hämostasestörungen, die zur Vorsicht mahnen, vor allem bei Massiv- oder Austauschtransfusionen wie in der Pädiatrie.

Vergleich von MB- und SD-virusinaktiviertem Plasma

Nach Einführung von Solvent/Detergent (SD)-virusinaktiviertem Plasma in mehreren Ländern Europas ist in Deutschland auch Methylenblau (MB)-behandeltes Plasma kommerziell erhältlich. Dies verteuert das Plasma um etwa 40 bzw. 30%. Ungeachtet dessen sind für eine vergleichende Beurteilung Virusinaktivierung, Plasmawirksamkeit und -verträglichkeit maßgebliche Kriterien (s. folgende Übersichten).

Merkmale der Virusinaktivierung durch Solvent-/Detergent-Behandlung von Plasma

---

- Wirksame Agenzien: Tri(*n*-butyl)phosphat, Triton X-100
- Rest*toxizität* vertretbar (bis zu 7 l FFP); cave Plasma-Austausch?
- *Virusabreicherung:* viele Untersuchungen vorliegend, bei „Zielviren" effektiv ($\geq 10^6$ CID HBV, $\geq 10^5$ CID HCV, $> 10^7$ TCID HIV)
- *Poolpräparat* (Verdünnung hoher Titer, protektive Antikörper, Virusstreuung möglich)
- Gerinnungs-/Plasmaproteinpotential weitgehend gut erhalten, (Abfall 5–25%), jedoch Abfall von Faktor VIII (25%), Protein S und α_2-Antiplasmin (40–50%)
- Standardisiertes Produkt (Poolpräparat anstelle Einzelspende)
- Aussicht: lyophilisiertes Plasma (einfache Handhabung)
- Zahlreiche kontrollierte klinische Studien begonnen

Merkmale der Virusinaktivierung durch Methylenblau/Licht-Behandlung von Frischplasma

---

- Wirksamens Agens Methylenblau bleibt im Plasma
- kein Poolpräparat, Infektionsrisiko nicht größer als bei FFP
- *mäßige Virusinaktivierung:* ca. 10^5 TCID HIV; HBV u. HCV unklar; cave intrazelluläre Viren
- *Gerinnungspotential:* gut erhalten (Abfall 5–15%), jedoch
  - *unspezifische Photooxidation*
  - Störung der *Fibrinpolymerisation* und Gerinnselretraktion, atypische Fibrinogenderivate mit erhöhter Aggregabilität
  - weitere Effekte unklar
- *Verträglichkeit:* gut (keine Toxizität); Mutagenität?
- klinische u. a. Studien fehlen

! Indikationsbereiche prüfen, Produktinformationen unzureichend

---

Die *Virusinaktivierung* im Plasma ist deutlich geringer als die in Plasmaproteinkonzentraten mit einer „Overall"-Virusreduktion um Faktor von 10^{10} bis 10^{23}. Aber es ist gut untersucht, daß die Problemviren HIV, HBV und HCV durch das SD-Verfahren offensichtlich ausreichend inaktiviert werden. HIV-Infektiosität wird durch das SD-Verfahren um etwa 10^7 verringert, demgegenüber reduziert das MB-Verfahren HIV nur um etwa 10^4 bis 10^6, wahrscheinlich jedoch nur, wenn keine intrazellulären Viren das erste Einfrieren überleben [36]. Während die SD-Methode HBV und HCV in Tierversuchen um mehr als 10^6 bzw. 10^5 inaktiviert, liegen beim Methylenblau zu humanpathogenen Hepatitis-Viren noch keine Angaben vor.

In Anbetracht der vergleichsweise hohen Virustiter bei akuten Infektionen stellt sich daher die Frage, ob die Inaktivierung ausreichend sicher ist; dies gilt insbesondere für das MB-Verfahren, weil beim SD-Plasma durch das Poolen einzelne hohe Virustiter z.B. um den Faktor 100 verdünnt würden. Wenn auch zum Methylenblau weitere Untersuchungen ausstehen, ist hervorzuheben, daß gegenüber dem konventionellem Einzelspenderplasma *kein zusätzliches* Infektionsrisiko besteht. Demgegenüber entsteht bei der SD-Behandlung durch das verfahrenstechnisch notwendige Poolen vieler Einzelplasmen die Gefahr einer breiten Streuung von Infektionen verschiedener Erreger, insbesondere von Viren ohne Lipidhülle, die methodisch bedingt nicht inaktiviert werden. Hervorzuheben ist jedoch die gute Validierung der SD-Virusinaktivierung, die auch auf weitreichenden Erfahrungen bei Proteinkonzentraten basiert (s. oben). Schließlich sind klinische Studien zur Infektionssicherheit – wie bei Faktorenkonzentraten in der Hämophiliebehandlung – aufgrund der Indikationsstellung von Frischplasma kaum möglich.

Die *therapeutisch wirksamen Bestandteile* sind in beiden virusinaktivierten Plasmapräparaten im Mittel ähnlich gut erhalten: Der Verlust an Konzentration/Aktivität beträgt bei den wichtigen Plasmaproteinen etwa 5–20% [10, 19, 24]. Dies liegt zwar im üblichen Schwankungsbereich von biologischen Produkten, kann jedoch beim einzelnen MB-Plasma mit individuell niedrigen Ausgangswerten zu Spiegeln unterhalb der zugelassenen Grenze von 70% des Normalbereichs führen. Demgegenüber sind beim SD-Plasma durch das Poolen individuelle Schwankungen ausgeglichen (s. oben).

Im einzelnen kommt es beim Methylenblau zur photooxidativen Alteration zumindest von Fibrinogen mit Fibrin-Polymerisationsstörung und Abnahme des gerinnbaren Fibrinogens um etwa 20% [19, 34, 35]; beim SD-Verfahren fallen Protein S und α_2-Antiplasmin um über 40% gegenüber dem Ausgangsmaterial ab. Die klinische Bedeutung dieser Veränderungen ist zur Zeit unklar: Probleme könnten z.B. bei der disseminierten intravasalen Gerinnung mit komplexer Störung des Hämostasesystems, aber auch bei Massiv- und Austauschtransfusionen entstehen; prospektive klinische Studien hierzu sind daher dringend erforderlich.

Zur Einschätzung der *Verträglichkeit* gibt es bei beiden Virusinaktivierungsverfahren bislang keine Hinweise auf die Entstehung von Neoantigenen [10, 24]. Nach der SD-Inaktivierung werden zugesetztes Triton und TNBP wieder entfernt, anhand der verbleibenden Restmenge dieser möglicherweise toxischen Substanzen errechnete sich (extrapoliert aus umfangreichen Tierversuchen) die Grenze der tolerablen Plasmadosis (s. oben). Das Methylenblau aber verbleibt im Plasmabeutel und gilt als untoxisch, weil in Einzelfällen (bei der Methämoglobinämietherapie) weitaus höhere Dosen toleriert wurden. Diskutiert wird jedoch die Wirkung von Radikalen, die entweder mit dem MB-Plasma infundiert werden oder beim Empfänger entstehen könnten; eine Mutagenität gilt als unwahrscheinlich, ist aber nicht ausgeschlossen [30]. Zu diskutieren ist auch, ob die Gesamtmenge an photooxidiertem Fibrinogen die therapeutische Breite einschränkt.

Insgesamt sind diese beiden Ansätze erfolgversprechende Möglichkeiten, die Sicherheit der Therapie mit Frischplasma zu verbessern. Wie dargelegt, ist zur Zeit jedoch unklar, ob die Rate aller unerwünschten Wirkungen insgesamt gesenkt wird. Daher können diese virusinaktivierten Plasmapräparate z. Zt. noch nicht als Therapiestandard eingeführt werden.

Weitere Methoden

Während die etablierten Methoden der Erhitzung nur bei Proteinkonzentraten angewendet werden können, wurde erst vor einigen Monaten die ultrakurze und relativ hohe Erhitzung von nativem Plasma (77 °C für 0,006 s) beschrieben [6]: Bei nur geringem Aktivitätsverlust von Gerinnungsproteinen (60% bei Faktor V, 15% bei Faktor VIII) wurde HIV um mehr als den Faktor $10^{4.4}$ inaktiviert. Die Pasteurisierung von Plasma mit Stabilisatoren für 10h bei 60 °C ist ebenfalls erwähnenswert [4]; ihre HIV-Inaktivierung liegt bei über 10^5, während die Aktivitäten der Gerinnerungsfaktoren über 80% bleiben. Auch eine Modifikation der Trockenerhitzung wird als „superdry-heating“ wieder erprobt.

Interessant sind die in den USA in Erprobung befindliche Alternativen der photooxidativen Virusinaktivierung. Zu nennen sind insbesondere die Anwendung verschiedener *Psoralen-* bzw. *Cyaninderivate* auf *Thrombozyten-* [8, 21] oder *Erythrozytenkonzentrate* [15]. Zusammen mit sichtbarem Licht führt Merocyanin – vergleichbar mit Methylenblau – zur sauerstoffabhängigen Oxidation von Membranen, während Psoralen bei UV-Lichtbestrahlung direkter auf die Virusnukleinsäure wirkt. Untersucht wird auch der Zusatz von Radikalfängern wie Glutathion, um unerwünschte Radikalwirkungen zu minimieren [21]. Bei nur geringgradiger Hämolyse bzw. nur mäßigem Verlust der Plättchenfunktion wurden HIV-Viren um mehr als den Faktor 10^4 [8, 15].

Fortschritte dieser interessanten Ansätze, die sich ggf. auch zur Behandlung von Plasma modifizieren ließen, würden eine *Virusinaktivierung aller Blutprodukte* ermöglichen. Dies ist von großer Bedeutung, denn am häufigsten werden Erythrozytenkonzentrate transfundiert und übertragen Virusinfektionen daher öfter als Plasma.

Rechtliche Aspekte

Die Übersicht (unten) zeigt aktuelle Anordnungen zur Virussicherheit von Plasma. Anfang 1993 hat die französische Regierung den Ersatz von homologem Plasma durch SD-Plasma, Quarantäneplasma oder Plasma nur in Kombination mit zellulären Blutprodukten derselben Blutspende angeordnet [23]. Im Gegensatz dazu erwägt das Bundesgesundheitsamt Deutschland das Verbot von SD-behandelten Blutprodukten aufgrund des Restrisikos für Hepatitis-A-Infektionen [2]; die Einführung von Quarantäneplasma soll als eine Alternative darstellen zu „vom BGA anerkannten Methoden zur Virusinaktivierung“ [3].

Allgemein gilt: Mit kommerzieller Verfügbarkeit virusinaktivierter Plasmen (oder anderer virussicherer Substitute), die gegenüber konventionellen Produkten gleiche Wirksamkeit ohne höhere Nebenwirkungensrate haben, hat der Arzt nicht nur die Möglichkeit, sondern auch die Pflicht, diese einzusetzen. Grundlage dafür ist neben dem medizinisch-ethischen der rechtliche *Anspruch des Patienten auf eine optimale Versorgung*: Dies bedeutet *größtmögliche Wirksamkeit medizinischer Maßnahmen bei Minimierung unerwünschter Nebenwirkungen* und Risiken. Obwohl der Arzt prinzipiell Freiheit bei der Methodenwahl hat, muß er bei gleich wirksamen Methoden stets die risikoärmere wählen.

Führt eine Zuwiderhandlung zum Schaden (Kausalität), so hat der Patient Anspruch auf Schadensersatz. Während normalerweise die volle Beweislast beim Geschädigten liegt, ist die *Beweislast des Patienten hier erleichtert*: Ein Patient, der sich z. B. im Rahmen seines Krankenhausaufent-

Jüngste Anordnungen zur Infektionsprophylaxe

- *Journal officiel de la république francaise* 31. 12. 92, S. 18276:
  Est interdite a compter du 01. 01. 93, la délivrance et l'utilisation de plasma humain frais congelé n'entrant pas dans l'une des catégories suivantes: – Plasma ... sécurisé par *quarantaine* avec deuxieme dépistage chez donneur ou *solidarisé avec le concentré cellulaire* issu du même don (ou) – plasma ... *viro-attenue par methode solvant-détergent*
- *Bundesanzeiger Nr. 61 vom 30. 03. 93, S. 3043:*
  ...Sollte die *Wirksamkeit* des Herstellungsverfahrens *hinsichtlich nichtumhüllter Viren* ... nicht ausreichend ... belegt sein, beabsichtigt das BGA, im Rahmen des Stufenplanes gem. §30 AMG das *Ruhen der Zulassung* ... anzuordnen
- *Bundesanzeiger Nr. 156 vom 21. 08. 93, S. 7870:*
  Verminderung des Risikos ... AIDS ... Hepatitis bei ..., nicht mit *vom BGA anerkannten Methoden zur Virusinaktivierung/-eliminierung* behandeltem gefrorenem ... Frischplasma ... durch *Quarantänelagerung* ..., ... Zweituntersuchung des Ausgangsspenders nach ..., Quarantänefrist

haltes eine Hepatitis-C-Infektion zugezogen hat, muß lediglich nachweisen, daß erforderliche Vorsichtsmaßnahmen nicht bestmöglich eingehalten worden sind, z.B. daß nicht das zur Zeit virussicherste Präparat Anwendung fand. Im Zuge der sich daraus ergebenden *Beweislastumkehr* müßten dann Arzt bzw. Klinik den Gegenbeweis erbringen, daß der Schaden, z.B. die Hepatitis-C-Infektion, nicht durch die Therapie entstand oder daß er bewußt in Kauf genommen werden mußte, um größere Risiken zu vermeiden. Dies könnte z.B. der Fall sein, wenn es bei einem virusinaktivierten Präparat Hinweise für eine klinische relevante, nicht vertretbare Verminderung der Wirksamkeit bzw. ein größeres Risiko anderer Nebenwirkungen (Hämostasekomplikationen) gibt. Diese sog. Risikoabwägung sollte, wenn möglich, vom Patienten gebilligt werden, bei fehlender Ansprechbarkeit des Patienten muß der Arzt im Rahmen des *Entscheidungsnotstandes* selbständig handeln.

Sobald der Nachweis erbracht ist, daß bei gleicher Wirkung die Summe aller unerwünschten Wirkungen (infektiöse und andere Risiken) vermindert ist oder sich die Therapie mit virusinaktivierten Plasmapräparaten durchgesetzt hat und so „zum Stand der Technik/Wissenschaft" gehört resp. die Zulassung für nichtvirusinaktivierte Präparate erlischt, könnten nur spezifische Unverträglichkeiten auf virusinaktiviertes Plasma rechtfertigen, dass es nicht angewendet wird. (Die obenstehende Erörterung basiert auf Deutschem Recht.)

Schlußbemerkungen

Verschiedene Möglichkeiten wurden aufgezeigt, die Restvirusinfektiosität von Blutkomponenten zu reduzieren. Seitdem Plasma mit einem verminderterm Infektionsrisiko erhältlich ist, muß der weitere Einsatz von konventionellem Plasma gut begründet sein: *Ein Arzt hat bei gleich wirksamen Methoden stets die risikoärmere zu wählen.* Zur Zeit ist jedoch noch unklar, ob bei gleicher Wirkung die Rate aller unerwünschter Nebenwirkungen gesenkt wird. Eine abschließende Empfehlung ist daher noch nicht möglich, weitere Untersuchungen sind abzuwarten. Dies gilt auch für die beiden oben genannten virusinaktivierten Plasmapräparate, die seit kurzem in Deutschland im Handel sind.

Während die Virusinaktivierungsverfahren zu einer gleichzeitigen Minderung der Produktqualität führen, kann eine *konsequente Anwendung der „konservativen" Maßnahmen zur deutlichen Reduktion des Infektionsrisikos führen, ohne die Qualität der Blutprodukte zu beeinträchtigen:* Zu nennen sind eine Verschärfung der Spender-/Konserven-Ausschlußkriterien (Einführung einer Plasmaquarantäne, Nachweis weiterer Infektionsmarker), die gekoppelte Ausgabe von Blutprodukten einer Spende, und die strenge Indikationsstellung zur Therapie mit homologen Blutkomponenten.

Wie wichtig die *unbeeinträchtigte Plasmaqualität* ist, zeigt sich beispielsweise bei DIC mit komplexer Hämostasestörung z.B. der Verbrauchskoagulopathie und Massiv-/Austauschtransfusionen in Sonderfällen wie in der Pädiatrie. Bis hierzu Aussagen aus prospektiven klinischen Studien vorliegen, ist bei ausschließlicher Behandlung mit MB- oder SD-behandeltem Plasma zumindest erhöhte Vorsicht geboten.

Weil die (Plasma)virusinaktivierung im Kontext verschiedenster anderer Möglichkeiten zur Verringerung transfusionsbedingter Infektiosität diskutiert werden muß, ist eine *Bewertung* der unterschiedlichen Methoden sehr vielschichtig (nicht alle Aspekte konnten hier genannt werden). Laufend sind dabei Fortschritte im wissenschaftlichen Erkenntnisstand zu berücksichtigen, wie z. B. jetzt die photodynamische Inaktivierung von Viren in Thrombo- und Erythrozytenkonzentraten mittels neuer Farbstoffderivate.

Höhere Kosten der virusinaktivierten Präparate dürfen weder aus juristischen noch aus medizinisch-ethischen Gründen ein Hemmnis sein: *Die optimale Versorgung des Patienten ist der Therapiemaßstab.* Dazu sind die jeweils verfügbaren Möglichkeiten der Infektionsprophylaxe bei der Versorgung mit Blutprodukten sorgsam gegeneinander abzuwägen und anzuwenden.

Literatur

1. Berkman SA (1988) Infectious complications of blood transfusion. Blood Rev 2:206–210
2. Bundesgesundheitsamt (1993) Bekanntmachung über die Zulassung und Registrierung von Arzneimitteln – Abwehr von Arzneimittelrisiken, Stufe II, (Verminderung des Risikos der Übertragung von Hepatitis A bei den Empfängern von solchen Blut-/Plasmaprodukten humanen Ursprungs, die unter Verwendung des Solvent-Detergent-Verfahrens hergestellt wurden). Bundesanzeiger 61:3043
3. Bundesgesundheitsamt (1993) Bekanntmachung über die Zulassung und Registrierung von Arzneimitteln – Abwehr von Arzneimittelrisiken, Stufe II, (Verminderung des Risikos der Übertragung des Erworbenen Immundefektsyndroms [AIDS] und von Hepatitis bei Empfängern von nicht mit vom BGA anerkannten Methoden zur Virusinaktivierung/-eliminierung behandeltem gefrorenem bzw. gefriergetrocknetem Frischplasma sowie tieftemperaturkonservierten zellulären Blutzubereitungen humanen Ursprungs mit einer Haltbarkeit von mindestens 12 Monaten durch Quarantänelagerung des Arzneimittel bzw. dessen Ausgangsmaterials, obligatorische Zweituntersuchung des Ausgangsspenders nach Ablauf der Quarantänefrist und Ausschluß potentiell kontaminierter Einzelspenden). Bundesanzeiger 156:7870
4. Burnouf-Radosevich M, Burnouf T, Huart JJ (1992) A pasteurized therapeutic plasma. Infusionsther Transfusionsmed 19:91–94
5. Chambers LA, Kruskall MS (1990) Preoperative autologous blood donation. Transfus Med Rev 4:35–46
6. Charm SE, Landau S, Williams B et al. (1992) High-temperature short-time heat inactivation of HIV and other viruses in human blood plasma. Vox Sang 62:12–20
7. Dietrich SL, Mosley JW, Lusher JM et al. (1990) Transmission of human immunodeficiency virus type 1 by dry-heat clotting factor concentrates. Vox Sang 59: 129–135
8. Dodd RY, Moroff G, Wagner S et al. (1991) Inactivation of viruses in platelet suspensions that retain their in vitro characteristics: comparison of psoralen -ultraviolet A and merocyanine 540 -visible light methods. Transfusion 31:483–490
9. Epstein JS, Fricke WA (1990) Current safety of clotting factor concentrates. Arch Pathol Lab Med 114:335–340

10. Hellstern P, Sachse H, Schwinn H, Oberfrank K (1992) Manufacture and in vitro characterization of a solvent/detergent treated human plasma. Vox Sang 63:178-185
11. Hiemstra H, Tersmette M, Vos AH et al. (1991) Inactivation of human immunodeficiency virus by gamma radiation and its effect on plasma and coagulation factors. Transfusion 31:32–39
12. Horowitz B (1991) Inactivation of viruses found with plasma proteins. Biotechnology 19:417–430
13. Horowitz B, Bonomo R, Prince AM et al. (1992) Solvent/detergent-treated plasma: A virus inactivated substitute for fresh frozen plasma. Blood 79:826–831
14. Horowitz B, Wiebe ME, Lippin A, Stryker MH (1985) Inactivation of viruses in labile blood derivatives. 1. Disruption of lipid-enveloped viruses by tri(*n*-butyl)phosphate detergent combinations. Transfusion 25:516–522
15. Horowitz B, Williams B, Rywkin S et al. (1991) Inactivation of viruses in blood with aluminium phthalocyanine derivatives. Transfusion 31:102–108
16. Kleim JP, Bailly E, Schneweiss KE et al. (1990) Acute HIV-1 infection in patients with hemophilia B treated with β-propiolactone-UV-inactivated clotting factor. Thromb Haemost 64:336–337
17. Kurtzman GJ, Cohen B, Meyers P et al. (1988) Persistent B19 parvovirus infections as a cause of severe chronic anaemia in children with acute lymphocytic leukaemia. Lancet 1:1159–1162
18. Kühnl P, Seidl S, Bohm BO (1989) Reduction of virus load in blood donations by screening methods. Curr Stud Hematol Blood Transfus 56:9–22
19. Lambrecht B, Mohr H, Knüver-Hopf J, Schmitt H (1991) Photoinactivation of viruses in human fresh plasma by phenothiazine dyes in combination with visible light. Vox Sang 60:207–213
20. Mannucci PM for the Medical Scientific Committee, Fondazione dell'Emofilia (1992) Outbreak of hepatitis A among Italian patients with hemophilia. Lancet 339:819
21. Margolis-Nunno H, Williams B, Rywkin S et al. (1992) Virus sterilization in platelet concentrates with psoralen and ultraviolet A light in the presence of quenchers. Transfusion 32:541–547
22. Matthews JL, Sogandares-Bernal F, Judy M et al. (1992) Inactivation of viruses with photoactive compounds. Blood Cells 18:75–89
23. Ministère de la santé (1992) Arrête du 30 décembre 1992 interdisant la délivrance d'un produit sanguin â usage thérapeutique. Journal officiel de la république francaise: 18276
24. Mohr H, Knüver-Hopf J, Lambrecht B et al. (1992) No evidence for neoantigens in human plasma after photochemical virus inactivation. Ann Hematol 65:224–228
25. Mohr H, Pohl U, Lambrecht B et al. (1993) Durch Methylenblau/Licht-Behandlung virusinaktiviertes Humanplasma: Herstellung und bisherige klinische Erfahrungen. Infusionsther Transfusionsmed 20 (Suppl 2): 19–24
26. National Institutes of Health (1987) Fresh frozen plasma: Indications and risks. National Institutes of Health Consensus Conference. Transfus Med Rev 1:201–204
27. Piquet Y, Janvier G, Doutremepuich C et al. (1992) Virus inactivation of fresh frozen plasma by a solvent detergent procedure: Biological results. Vox Sang 63: 251–256
28. Prince AM, Horowitz B, Horowitz MS, Zang E (1987) The development of virus-free labile blood derivatives – A review. Eur J Epidemiol 3:103–118
29. Roos D, Kühnl P (1993) Erfahrungen mit einer kombinierten Anwendung von Blutprodukten aus einer einzigen Spende. Persönliche Kommunikation, Universitäts-Kliniken Hamburg

30. Schneider JE, Price S, Maidt L et al. (1990) Methylene blue plus light mediates 8-hydroxy 2'-deoxyguanosine formation in DNA preferentially over strand breakage. Nucleic Acids Res 18:631–635
31. Shoval D, Gerlich WH on behalf of the Working Group on Hepatitis A and Clotting Factors (1992) Clotting factors and hepatitis A. Lancet 340:1465–1466
32. Solheim BG, Svennevig JL, Brosstad F et al. (1993) The use of OCTAPLAS in patients undergoing open heart surgery. In: Müller-Berghaus G, Madlener K, Blombäck M, ten Cate JW (eds) DIC-Pathogenesis, diagnosis and therapy of disseminated intravascular fibrin formation. Elsevier, Amsterdam, pp 253–262
33. Wagner SJ, Friedman LI, Dodd RY (1991) Approaches to the reduction of viral infectivity in cellular blood components and single donor plasma. Transfus Med Rev 5:18–32
34. Wieding JU, Köhler M (1993) Oxidation of fibrinogen during methylene blue treatment for photodynamic inactivation of viruses in plasma. Blood Coag Fibrinol 4: 823
35. Wieding JU, Neumeyer H (1992) Erste Erfahrungen mit Methylenblau-Virus-inaktiviertem Fresh-Frozen-Plasma: Ergebnisse einer klinischen und einer In vitro-Studie. Infusionstherapie 19:84–90
36. Wieding JU, Vehmeyer K, Dittmann J et al. (1994) Contamination of fresh-frozen plasma with viable leukocytes and proliferable stem cells. Transfusion 34:185–186
37. Wieding JU, Hellstern P, Köhler M (1993) Inactivation of viruses in fresh frozen plasma. Ann Hematol 67:259–266

Virussicherheit von Gerinnungspräparaten

U. T. Seyfert, S. Kleinschmidt und E. Wenzel

Einleitung

Die meisten durch Bluttransfusionen oder durch Gabe von Plasmaprodukten verursachten Todesfälle sind auch heute noch auf die Übertragung infektiöser Agenzien zurückzuführen [17, 40, 87, 131]. Infektiöse Komplikationen nach Gabe von Blutprodukten stellen somit ein größeres Transfusionsrisiko dar, als alle anderen Transfusionsrisiken zusammengenommen, Blutgruppenverwechslungen und antikörperbedingte Transfusionszwischenfälle eingeschlossen.

Das Risiko einer HIV-1-Übertragung durch Gabe von Blutprodukten wird nach offiziellen Angaben in der BRD zwischen 1:300000 und 1:3.000000 (USA: 1:150000) eingestuft, und ist damit gering [131].

Gegenwärtig jedenfalls ist das Risiko einer Hepatitisübertragung insbesondere Hepatitis-C-Infektion (1:2000, [131 – Keine laboranalytische HCV-Testung der Spender]) durch Blut und Blutprodukte immer noch ganz erheblich höher als das der HIV-Übertragung [12].

Dies darf freilich zu keiner Bagatellisierung des HIV-Risikos führen.

Maßnahmen zur Reduzierung des Risikos infektiöser Komplikationen nach Gabe von Blut und Plasmaprodukten müssen deshalb wirksam, unbedenklich und permanent (Konstanz) auch Hepatitis-C-Infektionen und andere Infektionen verhindern.

Die strenge Assoziation einer posttransfusionellen Hepatitis-C-Infektion mit der Entwicklung einer chronischen Hepatitis, einer Leberzirrhose und eines hepatozellulären Karzinoms haben Alter u. Kiyosawa [63] in ihrer retrospektiven Studie (n = 231 Patienten, Beobachtungszeitraum 1958–1989) zeigen können.

Nach Verabreichung von Faktor VIII-Gerinnungspräparaten, die mittels eines Solvent-Detergent-Verfahrens (Abb. 1) inaktiviert wurden, kam es vor kurzem bei Hämophilen in Deutschland, Italien, Irland und Belgien zu Hepatitis-A-Infektionen [92]. In 6–10% aller Hepatitis-A-Infektionen muß von der Möglichkeit einer Entstehung rekurrierender Verlaufsformen ausgegangen werden [36]. Diese Picornaviridae sind gegenüber physiokochemischen Einflüssen wenig anfällig und angreifbar. Da die Hepatitis A in tropischen/subtropischen Ländern endemisch ist, muß von einer sehr frühen Durchseuchung von 90–100% ausgegangen werden. In Europa zeigt sich

Martin/Nawroth (Hrsg.)
Fachübergreifende Aspekte der Hämostaseologie

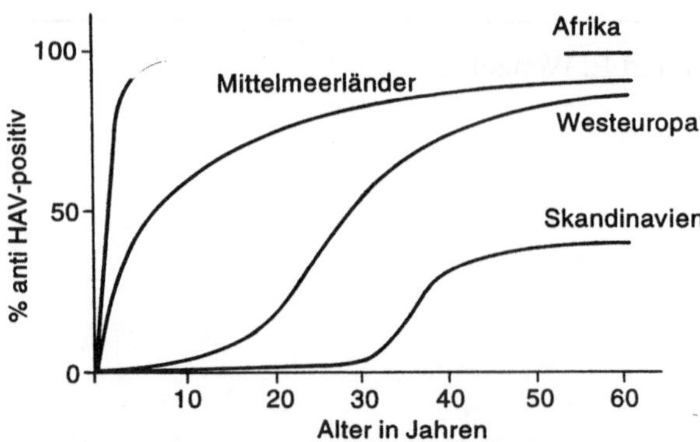

Altersabhängige Prävalenz von Anti-HAV-IgG in verschiedenen Regionen der Welt. (Frösner 1991)

Italien	n = 52 Pat.	Mannucci (1993)
Irland	n = 25 Pat.	Lawlor (1993)
Belgien	n = 6 Pat.	Peerlinck (1993)
Westdeutschland	n = 17 Pat.	Brackmann (1993)

Abb. 1. Hepatitis A-Infektionen bei Patienten mit Hämophilie A (Substitution mit SD – inaktivierten Faktorenkonzentraten) – Bedeutung der Prävalenz

Tabelle 1. Übertragung von Viren durch Blut- und Plasmaprodukte

Virus	Hülle	Vorkommen Plasma	Zellulär	Labor-screening	Labor Spezial	Infektiösität	
						Vollblut	Plasma-produkt
HAV	Protein	pos.	neg.	Möglich	Schimp. PCR	pos.	pos.
HBV	Lipid	pos.	neg.	Routine	Schimp. PCR	pos.	pos.
HDV[a]	Protein	pos.	neg.	Routine*	Schimp. PCR	pos.	pos.
HCV	Lipid (Protein)	pos.	neg.	Routine	Schimp. PCR	pos.	pos.
HEV	Lipid	pos.	neg.	( )	Schimp.	pos.	pos.
CMV	Protein	pos.	pos.	Routine	Kultur PCR	pos.	neg. (?)
EBV	Protein	pos.	pos.	Möglich	Kultur PCR	pos.	neg.
HIV	Lipid	pos.	pos.	Routine	W. Blot PCR	pos.	pos.
Parvovir.	Protein	pos.	pos.	Möglich	Kultur	pos.	pos.
Virionen	keine	pos.	pos.	Nein	Spez.	pos.	pos.

[a] HBS AG pos.

ein deutliches Nord-Süd-Gefälle [123]. Diese Prävalenzdaten müssen natürlich bei Analyse entsprechender Serokonversionen oder Infektionen Berücksichtigung finden, um Fehleinschätzungen eines potentiellen Infektionsrisikos beim Einsatz von Plasmaprodukten zu vermeiden [43, 76, 98, 111]. Ein Spenderscreening erfolgt bisher nur durch die Transaminasen als Surrogattest und nicht durch anti-HAV-IgM-Bestimmungen.

Das zweifellos größte Risiko der Hepatitis-A-, B-, C-Übertragung trotz verbesserter laboranalytischer Nachweisverfahren bergen fraktionierte Plasmaprodukte, insbesondere labile Proteine wie Gerinnungsfaktorenkonzentrate, weil sie aus großen Plasmapools hergestellt werden [16, 82, 87, 131]. Seit 1992 ist aber die Einzelspendertestung obligat, und alleinige Virussicherheitsuntersuchungen aus Plasmapools für Gerinnungskonzentrate sind nicht mehr zulässig.

Die Bedeutung von Parvovirusinfektionen [7, 47] für Hämophile oder immunkompromittierte Patienten, die Faktorenkonzentrate erhalten müssen, ist aufgrund des klinischen Bildes und der bekannten Risiken (insbesondere Knochenmarkssuppression) evident.

Allgemeine Charakteristik potentiell durch Blutprodukte übertragbarer Viren

Prinzipiell kann jede Virusinfektion, die zu einer Virämie führt, in Abhängigkeit, vom Auftreten dieser Virämie, sei es in der Inkubationszeit, sei es bei inapparentem klinischen Verlauf, sei es infolge Virämie bei latent im Organismus verbliebenen Erregern, sei es als „diagnostisches Fenster“ der momentan zur Verfügung stehenden Testkits durch Blut und Blutprodukte übertragen werden.

Relevante Einflußgrößen auf die Übertragungswege bekannter Viren durch Blut und Blutprodukte sind in Tabelle 1 dargestellt. Daneben gibt es eine Vielzahl verschiedener Viren mit kaum bekanntem, im Einzelfall aber möglicherweise bedeutsamem Übertragungsrisiko.

Molekulare Mechanismen der Erregerevolution wie Punktmutationen („antigenic shift“), Deletionen (z.B. Retroviren), Rekombinationen (z.B. Retroviren) sowie Gensegmentaustausch (Orthomyxoviren, Bunyaviren, Arenaviren) oder der Transfer von Antibiotika-Resistenz-Genen (Kurth 1993) weisen auf die Möglichkeit des Auftretens „neuartiger“ Viren hin. Kritisch sind unbehüllte Viren – z.B. Virionen –, die in Zusammenhang mit der Creuzfeld-Jakob-Erkrankung (CJD) genannt werden müssen (Therapie mit Wachstumshormonen, s. Tabelle 2).

Virussicherheit von Blut, Plasma und Plasmaderivatenkonzept

Entscheidende Einflußgrößen auf das Risiko infektiöser Komplikationen beim Einsatz von Blut und Blutprodukten ist die adäquate Indikationsstel-

„Virussicherheit"

I Indikation,
II Spenderauswahl,
III Labordiagnostik,
IV Inaktivierungsverfahren,
V Postmarketing Surveillance.

lung, d.h. es muß jeweils eine medizinische Nutzen-Risiko-Abwägung erfolgen (s. Übersicht).

Wichtige Parameter für den therapeutischen Wert dieser Arzneimittel sind deshalb ihr bestimmungsgemäßer Gebrauch, die Heilungschancen des Patienten sowie die Priorität von Behandlungsalternativen mit geringerer Gefährlichkeit (z.B. Desmopressinapplikation bei der Hämophilie A, der urämischen Thrombozytopathie oder der ASS – ind. Thrombozytopathie). In diesem Kontext muß dann auch die Schwere und die Häufigkeit unerwünschter Wirkungen nach den aktuellen Kenntnisstand gesehen werden.

Die Probleme mit der Hepatitis-A- und Parvovirusinfektion und einer Übertragung der CJD (Tabelle 2) [34] unterstreichen ebenfalls die Bedeutung der Spenderauswahl und dokumentierten Probleme der Labordiagnostik.

Die 4. Stufe ist aus technischen Gründen noch nicht bei allen Blutprodukten, wohl aber bei Plasmaderivaten, insbesondere Faktorenkonzentraten routinemäßig anwendbar.

Verfahren zur Viruselimination und Virusinaktivierung sollen dargestellt und hinsichtlich ihrer Einflußgrößen bewertet werden.

Qualität, Wirksamkeit und Unbedenklichkeit von Blutprodukten machen aber eine Produktbeobachtungspflicht („postmarketing surveillance") auch nach klinischem Einsatz erforderlich. Nur so können auch seltene unerwünschte Wirkungen erkannt und verhindert werden.

Es bestehen keine Anhaltspunkte für die Vermutung, daß die besondere Berücksichtigung einer dieser 5 Stufen andere entbehrlich machen könnte.

Tabelle 2. Creutzfeld-Jakob-Disease und Bluttransfusion. (Mod. nach Esmonde et al. [34])

Gruppe	Transferase	Blutspur
1980–1984 (n=92)		
CJD	15 (16%)	14 (15%)
Controls	37 (20%)	20 (11%)
1990–1992 (n=63)		
CJD	6 (10%)	10 (16%)
Controls	9 (14%)	13 (21%)
Beide Studien		
CJD (n=155)	21 (14%)	24 (15%)
Controls (n=247)	46 (19%)	33 (13%)

Tabelle 3. Hepatitissicherheit von Immunglobulinpräparationen. (Mod. nach Williams 1989 [134])

Autor	Patient	Inkubazionszeit	Verfahren	Chargen
Lane (1983) [69]	12 von 12	?	Gelf.	?
Lever (1984) [90]	12 von 12	> 4 Wochen	Gelf.	?
Ochs (1985) [93]	7 von 16	1–12 Wochen	Chromatin	?
Weiland (1986) [132]	4 von ?	?	Chromatin	?
Bjoerkander (1988) [9]	16 von 77	?	DEAE-Seph.	> 1
Williams (1989) [134]	4 von 34	4–19 Wochen	PH4/Pepsin	1
Roussel et al. (1991) [108]	5 von 41	20–31 Wochen	PH4.25	6
Imbach (1991) [55]	5 von 68	2–16 Wochen	PH4/Pepsin	1

Viruselimination und Virusinaktivierung

Verfahren zur Viruselimination können in Fraktionierungstechniken (z.B. Verfahren nach Cohn-Onkley), chromatographische Trenntechniken und Filttrationstechniken sowie Immunneutralisierungsverfahren eingeteilt werden. Häufig werden diese Verfahren zusammen mit thermischen Inaktivierungsverfahren (z.B. bei der Produktion von Gerinnungsinhibitoren und Medikamenten zur Lysetherapie) effizient [44, 61] angewandt, so daß infektiöse Komplikationen nicht beobachtet wurden [5, 32, 37].

Die alleinige Anwendung von Verfahren zur Viruselimination kann Hepatits-C-Infektionen generell nicht verhindern [137], so daß z.B. manche Immunglobulinpräparationen als nicht virussicher eingestuft werden müssen (Tabelle 3). Der Einfluß des Spenderscreenings auf Anti-HCV blieb bei diesen Studien noch unberücksichtigt. Unsere Untersuchungen verschiedener Chargen kommerziell erhältlicher Immunglobulinpräparationen weisen darauf hin, daß Einzelspendertestungen auf Anti-HCV zur Realisierung infektiöser Risiken anzustreben sind (Tabelle 5). Dann sind aber Auswirkungen

Tabelle 4. Qualitätskontrolle von kommerziellen Immunglobulinpräparationen (i.v.) – eigene Ergebnisse

	Untersuchte Immunglobulinpräparationen				
	K	I	B	BX	SA
Isoagglutinine	+++	neg.	neg.	neg.	neg.
Indirekte Coombs	neg.	neg.	+	+++	+
Fibrinogen	neg.	neg.	neg.	neg.	neg.
HBsAG	neg.	neg.	neg.	neg.	neg.
anti HBc	+++	+++	+++	+++	+++
HCV	++	+++	+++	+++	neg.
Lues-AK	neg.	+[a]	neg.	+[a]	neg
HIV	neg.	neg.	neg.	neg.	neg.
CMV	+++	++	+++	++	+++

[a] FTAabs neg.

auf die Verfügbarkeit hochtitriger, anti CMV positiver Plasmapools zu erwarten.

Virusinaktivierungsverfahren – Überblick

[Übersicht: 105, 107, 109, 118, 121, 122, 126, 131, 138].

Virusinaktivierungsverfahren von Plasmaprodukten insbesondere Gerinnungsfaktorenkonzentraten können in verschiedenen Kategorien (s. Übersicht) eingeteilt werden. Neben verschiedenen thermischen und Solvent/Detergent-Verfahren (SD) finden kombinierte Verfahren zunehmendes Interesse.

Die Möglichkeit einer gentechnologischen Herstellung [10, 11, 56, 60, 71] von Faktor VIII und Faktor VII ist bereits realisiert. Eine abschließende Wertung ist momentan sicherlich noch nicht möglich [4]. Es sollte aber berücksichtigt werden, daß Kulturmedien, wie fötales Kälberserum, Rinderalbumin, Nährstofflösungen per se als potentiell kontaminierte Agentien aufgefaßt werden müssen und dem beschriebenen strategischen Konzept zur Virussicherheit unterzogen werden müssen. Zellkulturen (abgesehen wohl von Hefezellen) tierischen Ursprungs sind potentiell als kontaminiert anzusehen. Modellviren erfassen neuartige und insbesondere RNA-Viren, wie z.B. Orthomyxoviren, Bunyaviridae, Arenyviren, Togaviren, Filiviren, manche Retroviren und Poxviren nur ungenügend, wobei als natürlicher Wirt insbesondere Nager auftreten. Diese Viren sind aus klinischer Sicht besonders problematisch, weil insbesondere Sekundärinfektionen mit serologisch unterschiedlichen Virusstämmen bei Kleinkindern und immungeschwächten

Virusinaktivierungsverfahren

Thermische Inaktivierung
- Trockenerhitzung
- Pasteurisierung[a]
- Dampfbehandlung
- Erhitzen in Lösungsmitteln

Kombiniert chemisch/physikalische Inaktivierung
- Kaltsterilisation β-PL/UV
- Experimentelles Stadium

S/D = organische Lösungsmittel/Deterg.[b]

Kombiniert Immunadsorption + Chemisch/thermische Inaktivierung

Gentechnologie

[a] Stabil.: Caprylate, Glycin/Sucrose.
[b] Tri-n-butylphosphat/1 % Tween 80.

Patienten zu schwerwiegenden Krankheitsbildern führen können. Kontrollmechanismen für molekulare Mechanismen der Erregerevolution mit Transfer von Antibiotika-Resistenz-Genen (Antibiotika im Kulturmedium) sind in ihren Auswirkungen momentan nicht vorhersehbar. Ebenso muß eine Neoantigenentwicklung bei allen Verfahren in Erwägung gezogen werden und eine Inhibitorentwicklung sorgfältig beachtet werden. Trotzdem eröffnet die gentechnologische Entwicklung von Gerinnungsfaktorenkonzentraten unter kritischer Produktbeobachtung eine interessante und vielversprechende Perspektive für die Zukunft.

Virusinaktivierungsverfahren von zellulären Blutkomponenten sowie von Frischplasma befinden sich noch in einer experimentellen Phase bzw. in einem Anfangsstadium der klinischen Anwendung [113].

Probleme der Mutagenität und Kanzerogenität von photosensiblen Agentien sind bekannt [19, 33, 35, 75, 94]. Die Möglichkeiten einer effizienten Virusinaktivierung [90, 105] über mindestens 6 log 10-Stufen wird kontrovers beurteilt. Ebenso führen adäquate viruzide Dosen von γ-Strahlen zu beträchtlichen Aktivitätsverlusten, insbesondere labiler Proteine wie Gerinnungsfaktoren und provozieren möglicherweise die Entstehung von Neoantigenen.

Angriffspunkte der Virusinaktivierungsverfahren

Viren bestehen aus einer Protein- bzw. Lipoproteinhülle (Envelope) und einem Kern, der das genetische Material (DNA, RNA) enthält. Zellrezeptoren zur Identifikation einer Zielzelle befinden sich an der Außenhülle. Zellrezeptoren besitzen deshalb große Bedeutung für die Infektiosität eines Virus. Außerdem trägt die äußere Hülle antigene Erkennungsmerkmale des Virus (Abb. 2, Tabelle 5).

Angriffspunkte häufig angewandter Virusinaktivierungsverfahren sind in Tabelle 5 zusammengefaßt. S/D-Verfahren [88, 97, 100] zeigen lediglich bei Vorliegen einer Lipoproteinhülle eine effiziente Virusinaktivierung. Rubinstein [110], Horowitz [50–52] und Bradley [14] haben ebenfalls auf die mögliche Existenz von Non-A-Non-B-Hepatitis-Viren mit einer Proteinhül-

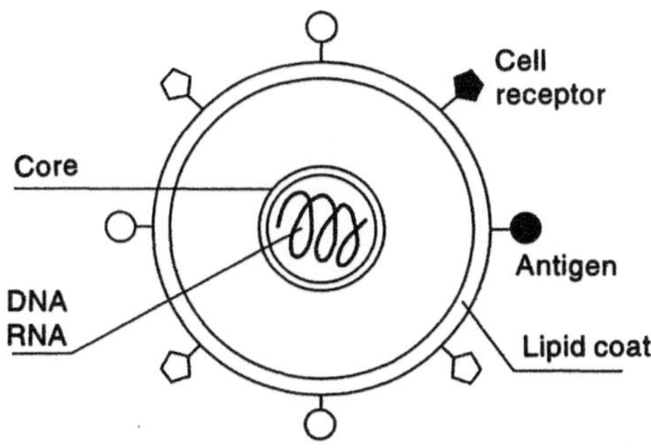

Abb. 2. Strukturelemente von Viren. (Mod. nach Stephan 1988)

Tabelle 5. Virusinaktivierungsverfahren und Angriffsort

Virusstruktur	β-PL/UV	Photo. AG + UV	Hitze Dampfbehandlung	S/D	Immunadsorption
DNA, RNA	+	+	+	–	–
Lipoproteinhülle	–/+	–	+	+	–
Envelope	–/+	–	+	–	–
Zellrezeptoren	–/+	–	+	+	–
Antigene	–/+	–	+	+	+

le hingewiesen. Parvoviren und Hepatitis-A-Viren können ebenfalls durch alleinige S/D-Verfahren nicht suffizient inaktiviert werden [20, 46]. Relativ spezifisch erscheint der Angriffspunkt von photosensiblen Agentien und der Immunadsorption [59] zu sein (Virusmutanten?!), wobei aber der Angriffspunkt per se noch keine Rückschlüsse auf die Effizienz zuläßt.

Mechanismen und Probleme bei Verfahren zur Viruselimination und Virusinaktivierung

Virusinaktivierungsverfahren mit trockener Hitze müssen als ineffektiv eingestuft werden. Sie sind mit einem hohen Risiko einer HIV- und Hepatitisinfektion behaftet. Alleinige Solvent/Detergentbehandlung ohne zusätzliche Eliminations- und Inaktivierungsschritte ist ungeeignet zur Inaktivierung von Viren mit einer Proteinhülle (z.B. Parvoviren, Hepatitis-A-Viren etc.). Weiterhin müssen bei Virusinaktivierungsverfahren wie Pasteurisierung, Solvent/Detergent- der β-Propiolacton-Behandlung u.a. der proteinstabilisierende Effekt und die Toxizität [68, 121] von Stabilisatoren (Glycin, Triton etc.) Berücksichtigung finden (s. Übersicht). Grenzdosen sind abhängig von

Virusinaktivierung (Einflußgrößen)

Virusart,
Viruskonzentration/-menge,
Einweißkonzentration,
Stabilisatorzusammensetzung
Stabilisatorkonzentration
Ionenzusammensetzung
Ionenkonzentration
pH
Inaktivierungsverfahren
Zusätzliche Eliminationsverfahren

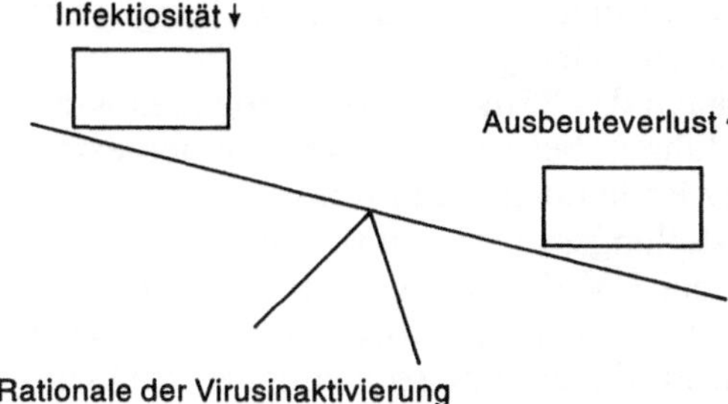

Abb. 3. Rationale der Virusinaktivierungsverfahren

Tabelle 6. Mechanismen und Probleme bei Viruselimination/-inaktivierung

Methode	Mechanismus	Problem	Vorteile
Hitze, trocken	Schmelzen von Virusstrukturen	Ineffektiv NANBH Inf. Denaturierung	Einfaches Handling
Pasteurisierung	Schmelzen von Virusstrukturen	Stabilisation	Effiz.
Dampfbehandlung	Schmelzen von Virusstrukturen	Biphas. Syst.	Effiz.
S/D	Auflösung der Lipidhülle	Freie Nukleinsäure Proteinhülle Eliminat. S/D Aktivit. Verl.	Geringe Denaturierung
β-PL/UV	Alkylierung Guanin, Mod. Pyr.	β-PL Cancer. Denaturierung	Perspekt.
Immunadsorption	Virusneutralisation	Maus-IgG Inhibitor keine Denaturierung Neoantigen	Reinheit
Vakzination	Immunmodulation	keine breite Anwendung	Perspekt.
Radiatio	Nukleinsäure	Neoantigen Inkompl. Eff.	
Chromatin/ Zentr./Filt.		Inkompl. Eff. Proz. Valid.	Teil Frakt. Prozess
Äthanol (25%, −5 °C)	Denaturierte Hülle	Temperatur Inkompl. Eff.	Teil Frakt. Prozess
UV + Photo. AG	Nukleinsäure	Inkompl. Eff. Toxizität	Perspekt.?
Gentechnologie	Rekombination	Sequenza. Ökonomie Kontrolle	Sicher?! Perspekt.?

der jeweiligen Nachweismethode. Erfahrungen über Langzeitwirkungen und Nebenwirkungen sind häufig noch unvollständig [38, 113].

In diesem Zusammenhang muß auch das Risiko der Neoantigenentwicklung [41] bei Immunadsorptionsverfahren, bei gentechnologisch hergestellten Präparationen und während einer Radiatio erwähnt werden.

Geringe Abweichungen im Herstellungsprozeß – insbesondere bei Verfahren zur Viruselimination sowie bei UV-Verfahren, „Kaltsterilisierungsverfahren" und Verfahren mit photosensiblen Agentien sowie differenten thermischen Verfahren – können zu Produkten unterschiedlicher Wirksamkeit, Reinheit, Virussicherheit und Verträglichkeit führen. Die Chargenkonstanz [64] bei Versuchsserien im Laboratorium kann nicht ohne weiteres auf industrielle Größenordnungen übertragen werden („tailing"-Effekte, „Nischenbildungen" durch Klappen oder inhomogene physikochemische Bedingungen, z. B. Molarität der Stabilisatorkonzentration) im Rahmen einer Fraktionierung und/oder Inaktivierung. Weitere wichtige Einflußgrößen sind in Tabelle 6 aufgelistet.

Weiterhin ist zu berücksichtigen, daß die Infektionssicherheit in unmittelbarem Zusammenhang mit einer Verfügbarkeit von Plasmaprodukten steht, wie Abb. 3 zeigen soll. Mit der Entwicklung gentechnologischer Produkte wird diese Problematik dann sicherlich diese Bedeutung verlieren.

Statistische Überlegungen zur Effizienz von Virusinaktivierungsverfahren

Die Bestimmung einer ex vivo Wirksamkeit verschiedener Sterilisationsverfahren gemessen in log 10-Stufen [105] unterstreicht die Notwendigkeit einer effizienten Virusinaktivierung. Obwohl diese Verfahren die Toxizität im Tierexperiment und in der Gewebekultur als Zielgröße berücksichtigen, ergeben sich doch daraus praktische Konsequenzen für die Langzeitbehandlung von Patienten z. B. mit Gerinnungsstörungen. Mindestens 10^6 infektiöse Einheiten müssen inaktiviert werden, um das Risiko einer Hepatitis-C-Infektion zu minimieren. Wendet man ein Sterilisierungsverfahren an, das mehr als 10^6 infektiöse Einheiten von Hepatitis-C-Viren abtötet, bedeutet dies, daß man z. B. einen Hämophilie-A-Patienten mehr als 10000 Jahre oder 1000 Hämophile mehr als 10 Jahre ohne Auftreten einer Hepatitis-C-Infektion behandeln kann. Bei Gabe eines Faktorenkonzentrates, das mit einer Effizienz von 3 log 10 Viren sterilisiert wurde, wird ein Patient dann bereits innerhalb eines Jahres mit einem hohen Infektionsrisiko belastet [121].

Weiterhin kann davon ausgegangen werden, daß Virusinaktivierung nicht linear als „Einschrittmodell" erfolgt, sondern, daß Problemviren, Aggregatbildungen keine prädiktive Summation der virusinaktivierenden Potenz gemessen an Modellviren zulassen.

Natürlich beinhalten diese in Gewebekulturen oder im Rahmen von Tierexperimenten unter Vorschaltung von Prämissen erhaltenen Daten per se nicht unerhebliche Probleme und Unsicherheiten und sind deshalb ohne

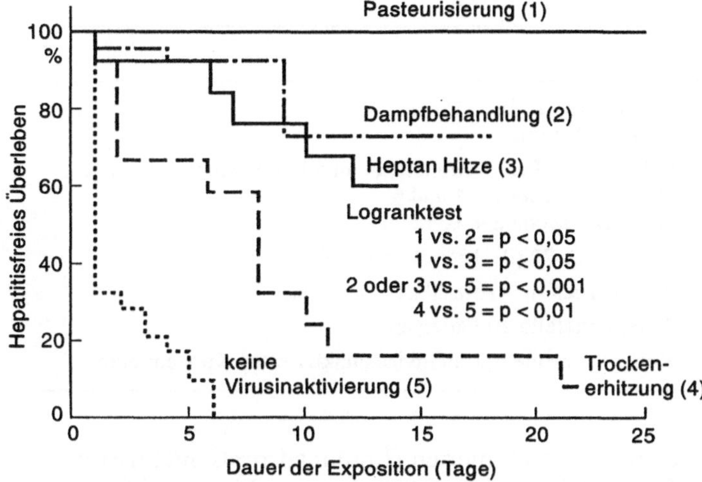

Abb. 4. Virussicherheit von Faktorenkonzentraten bei Hämophilie – Vergleich verschiedener Inaktivierungsverfahren. (Nach Mannucci 1990)

gewisse Einschränkung nicht auf eine klinische Anwendung am Menschen übertragbar. Deshalb sind kontrollierte klinische Studien erforderlich.

ICTH-Kriterien und klinische Studien

Es wurden deshalb Kriterien für klinische Studien [76a, 81] erarbeitet, um die Effizienz von Virusinaktivierungsverfahren bei Patienten vergleichen und beurteilen zu können (Tabelle 7).

Lediglich virginelle Patienten (PUPs) sollen in ein Studienprotokoll einbezogen werden. Die Zahl der Patienten sollte mindestens $n \geq 20$ betragen. Bei einem Konfidenzintervall von 95% ($p < 0{,}05$) findet sich bei einer Studiengruppe von nur 10 Patienten („Rule of 3") eine Irrtumswahrscheinlichkeit von 30%, d.h. daß auch bei fehlenden Hinweisen auf eine Virusinfektion ein Präparat nicht als „virussicher" eingestuft werden darf, sondern vielmehr von einem Restrisiko von 0–30% ausgegangen werden muß. Bei $n = 20$ Patienten beträgt dieses Restrisiko 0–15% [30].

Berücksichtigt man diese ICTH-Kriterien, finden sich in der Literatur (Tabelle 8) lediglich einige wenige auswertbare Studien, die eine Aussage über die Virussicherheit [18] von Gerinnungsfaktorenkonzentraten zulassen. Verfahren der Trockenerhitzung von Faktorenkonzentraten müssen als obsolet (HIV- und Hepatitisinfektion) angesehen werden. Obwohl in der Studiengruppe von Schimpf [112] mit einem pasteurisierten Präparat keine HCV-Infektionen auftraten, existieren dafür gut dokumentierte konträre kasuistische Mitteilungen der Bonner Arbeitsgruppe Schneeweiss/Brackmann [64]. Ebenso beobachtete Nilsson [91] im Gegensatz zu Lusher [73]

Tabelle 7. ICTH-Kriterien (1984 und 1988)

Kriterium	
Patientenauswahl	HB-Marker, Anti-HIV neg. GPT n, „Virgins"
Verlauf	GPT alle 14 Tage/4 Monate, dann alle 4 Wochen/2 Monate HB-Marker Monate 4 und 6 Anti-HIV Monate 4, 6, 12
Patientenzahl	mindestens 20 (0–15% Restrisiko)
Konzentrate	n/2 Chargen (n = Anzahl der Patienten)
Studienstop	2 Hepatitisfälle/20 Patienten
Ethik	Keine Kontrolle mit nichtvirusinaktivierten Konzentraten

HCV-Infektionen bei einem kombinierten (Immunadsorption/Hitze) Inaktivierungsverfahren. Leider fehlen hier, ebenso wie bei Mannucci [76a] epidemiologische Hinweise, insbesondere Angabe von altersbezogenen Prävalenzen (Pistella 1993) für bestimmte Infektionen im Normalkollektiv. Diese grundlegende Einflußgröße muß auch bei der Diskussion über eine frequentes Auftreten z.B. von Parvovirus- und Hepatitis-A-Infektionen grundsätzlich berücksichtigt werden.

Tabelle 8. Therapie mit Konzentraten nach ICTH-Kriterien

Colombo (1985)	n = 18[a]	11/13 Heparin C	Trockenerhitzung 60 °C, 72 h
Kernoff (1987)	n = 18[a]	5/18 Heparin C	Organische Lösungsmittel + Hitze
Schimpf (1987)	n = 10 (26)[a]	0/10 (26)	Pasteurisierung 60 °C, 10 h
Kreuz (1992)	n = 21[a]	0/21	Pasteurisierung
Mannucci (1988)	n = 28[a, b]	1/24 Heparin C 4/14 Heparin B	Dampfbehandlung 10 h, 60 °C, 1200 mb
Mannucci (1992)	n = 31[a]	0/20	–
Lusher (1990)	n = 19[a]	0/19 Heparin C	Adsorption an Monoclon. Hitze
Pollmann (1993)	n = 18[a]	0/18	SD
Horowitz (1990)	n = 17[a]	0/12	SD
Clemens (1987)	n = 6 (13)[c]	0/6	Pasteurisierung
Preiss (1992)	n = 27[c]	0/27	Dampfbehandlung
Preiss (1991)	n = 67[d]	0/67	Dampfbehandlung

[a] = F VIII
[b] Epidemiologie besonders beachten!
[c] AT-III-Konzentrate
[d] PPSB-Konzentrate.

Zusammenfassend hat Mannucci 1990 [82] die Effizienz von Virusinaktivierungsverfahren dargestellt. Die angeblichen statistischen Unterschiede (Fallzahl – „Rule of 3") zwischen Gruppe I (Pasteurisierung) und Gruppe II (Dampfbehandlung) überzeugen nicht, insbesondere auch deshalb, weil epidemiologische Besonderheiten auch hier Berücksichtigung finden müssen. Ebenso suffizient kann sicherlich die Immunadsorption/Hitzebehandlung eingestuft werden. Weitere Studien sind aber erforderlich zum Ausschuß eines gesteigerten Risikos einer Inhibitorentwicklung (6/19 Patienten [73]) bei diesem Verfahren.

Kontrollgruppen, die nicht virusinaktivierte Präparationen oder trocken erhitzte Präparate [25, 29] erhalten, sind ethisch (HIV, Hepatitisrisiko) nicht mehr vertretbar und damit obsolet. Die „Kaltsterilisierung" spielt als Virusinaktivierungsmethode von Faktorenkonzentraten nach dem Auftreten von HIV-Infektionen keine Rolle mehr.

Interessant ist weiterhin die Tatsache, daß kontrollierte Studien zur Virussicherheit von AT III- und PPSB-Konzentraten bezogen auf ihren Stellenwert im klinischen Alltag eindeutig unterrepräsentiert sind.

Die ICTH-Kriterien sollten weiterhin bezüglich der Bestimmung von Parvoviren und der Hepatitis-Serologie aktualisiert werden.

Schlußfolgerungen und Perspektiven

Die Therapiesicherheit einer transfusionsmedizinischen Therapie mit Gerinnungskonzentraten und anderen Plasmaprodukten macht deshalb die konsequente Anwendung der vorgestellten „5-Punkte-Strategie" erforderlich. Adäquate Indikationsstellungen implizieren nachvollziehbare und dokumentierte Nutzen-Risiko-Abwägungen des Arztes und eine akkurate Dokumentation der Identität des jeweiligen Blutproduktes. Prophyllaktisch ist bei Patienten mit erhöhtem Risiko für eine Behandlung mit Blutprodukten eine Hepatitis-A- und B-Vakzination durchzuführen [57]. Bestehende Therapiekonzepte könnten auch im Rahmen von lokalen Konsensuskomissionen relativiert und novelliert werden.

Der Stellenwert neuer Entwicklungen [21] in der Labordiagnostik („polymerase chain reaction", Antikörper von Regulatorgenen) muß weiter analysiert und bestimmt werden, ebenso sollten adäquate präklinische Testsysteme weiter entwickelt werden.

Eine Intensivierung einer autologen Transfusionstherapie muß ebenfalls in diesem Konzept Berücksichtigung finden [136].

Die Herstellung von F V- und F XI-Konzentraten würde eine mit besonderen Risiken behaftete Frischplasmasubstitutionstherapie überflüssig machen.

Insbesondere die Entwicklung von Faktorenkonzentraten auf gentechnologischer Basis [4] eröffnet eine interessante Perspektive für die Behandlung von Patienten mit Faktorendefizienzen. Erste Phase IV-Studien mit gentechnologisch hergestellten F VIII-Präparationen beginnen [74]. Eine auch unter ökonomischen Gesichtspunkten tragbare und ausreichende Produktion gentechnologisch hergestellter Gerinnungsfaktoren wird möglicherweise in den

nächsten 5–10 Jahren zu realisieren sein [1]. Weitere Erfolge schneller DNA-Sequenzierung auch von Gerinnungsinhibitoren sind zu erwarten. Zukünftig könnte es gelingen, durch Modulation der Genaktivität pharmokokinetische Eigenschaften der gentechnologisch hergestellten Konzentrate zu verändern (Halbwertszeit etc. – [27]). Über den Stellenwert [86] einer genomischen Therapie (Risiken einer DNA-Integration) bei hereditären Faktorendefizienzen kann momentan nur spekuliert werden.
Weiterhin scheint es möglich zu sein, Indikationen für Immunglobuline durch den Einsatz spezifischer, gentechnologisch hergestellter antiidiotypischer Antikörper zu ersetzen.

Besonders wichtig erscheint die Optimierung der Prozeßvalidierung (z. B. durch Zugabe von Modell- und Problemviren, zur Dokumentation der Viruselimination bzw. Virusinaktivierung von Einzelschritten des Produktionsprozesses) und der Chargenkonstanz von Verfahren zur Viruselimination und Virusinaktivierung. Dies impliziert auch die Überprüfung von Medien und Additiva bei der gentechnologischen Herstellung von Faktorenkonzentraten und zusätzlich die Berücksichtigung von Spezies (Hamster, Maus etc.) – spezifischen Problemviren.

In diesem Kontext ist eine Produktbeobachtungspflicht auch nach klinischem Einsatz von Plasmaprodukten und gentechnologisch hergestellten biomedizinischen Präparationen vordringlich, um rechtzeitig unerwünschte Wirkungen (Immunmodulation, Mutagenität, Kanzerogenität. Toxizität etc.) erfassen zu können (s. Übersicht).

Perspektiven

1. Indikationsstellung – Transf. Med. Komm.
2. Labor: PCR, AK von Regulator-AG
3. Entwicklung präklinischer Testsysteme
4. „Artificial Blood“
5. Autologe Transfusion
6. Gentechnologie
7. „Blockierende Peptide“, Antiidiotyp. Antik.
8. Virusinaktivierung von GFP und Korp. Blutbest.
9. Weitere Prozessvalidierung von Elimination und Virusinaktivierungsverfahren
10. Immunmodulation und Toxizität durch „Weichmacher“ und Stabilisatoren
11. Produktbeobachtungspflicht „Postmarketing Surveillance“

Literatur

1. Afting EG (1993) Entwicklung neuer Arzneimittel durch Biotechnologie. Die gelben Hefte 33:1–12
2. Alter HJ, Creagan RP, Morel PA (1988) Photochemical decontamination of blood components containing hepatitis B and non-A, non-B virus. Lancet 2:1446–1450
3. Andreu G, Boccaccio C, Lecrubier C (1990) UV irradiation of platelet concentrates: feasibility in transfusion practice. Transfusion 30:401–406
4. Aronson DL (1990) The development of the technology and capacity for the production of factor VIII for the treatment of hemophilia. Transfusion 30:748–758
5. Arrighi S, Pacenti L, Borri MG (1993) Factor VIII: C concentrate virus inactivated: Progress in purification by using classic chromatographic methods. Vox Sang 64:13–18
6. Auerswald G, Fengler A, Holfeld E et al. (1990) Virus safety of pasteurized factor IX concentrate. Biomedical Progress 3:460–461
7. Azzi A, Ciappi S, Mannucci PM (1992) Human parvovirus B 19 infection in hemophiliacs first infused with 2 high – purity, virally attenuated factor VIII concentrates. Am J Hematol 39:228–230
8. Berntorp E, Nilssin IM (1989) Use of a high purity factor VIII concentrate in von Willebrand's disease. Vox Sang 56:212–217
9. Björkander J, Cunningham-Rundles C, Lundin P (1988) iv Immunoglobulin prophylaxis causing liver damage in 16 of 77 patients with hypogammaglobulinemia. Am J Med 84:107–111
10. Blum HE, Weizaecker F v, Walter E (1993) Gentechnologie: medizinische Bedeutung. DMW 118:629–633
11. Boedeker BGD (1992) The manufacturing of the recombinant factor VIII, kongenate. Transfusion Med Rev 6:256–260
12. Bradley DW (1992) Virology and molecular biology and serology of hepatitis C virus. Transfusion Med Rev 6:93–102
13. Brackmann HH, Egli H (1988) Acute hepatitis B infection after treatment with heat inactivated factor VIII concentrate. Lancet ii:967
14. Bradley D, Maynard J, Popper H (1983) Post transfusion non-A, non-B hepatitis. J Infect Dis 148:254–265
15. Brand A, Rood JJ van, Claas FHJ (1989) UV-irradiated platelets: ready to use? Transfusion 29:377–378
16. Braunstein AH, Obermann HA (1984) Transfusion of plasma components. Transfusion 24:281–286
17. Brennan MT, Barbara JAJ (1993) Transfusion transmitted disease. Curr Opin Hemat 1:320–329
18. Brettler DB, Levine PH (1989) Factor concentrates for treatment of hèmophilia: which one to choose? Blood 73:2067–2073
19. o'Brien JM, Sieber F (1989) Mutagenicity of merocyanine 540 – mediated photosensitization. Exp Hematol 17:166–170
20. Bundesgesundheitsamt (1993) Bekanntmachung über die Zulassung und Registrierung von Arzneimitteln. Abwehr von Arzneimittelrisiken. Bundesanzeiger 61:3043
21. Chernoff AI, Klein HG, Sherman LA (1989) Research opportunities in transfusion medicine. Transfusion 29:711–742
22. Clemens R (1987) Virus safety of a pasteurized AT III concentrate. Drug Res 37:759–762
23. Clifton CE (1931) Photodynamic action of certain dyes on the inactivation of staphylococcus bacteriophage. Proc Soc Exp Biol Med 28:745–746
24. Cole M, Stromberg R, Friedman L (1989) Photochemical inactivation of virus in red cells. Transfusion 29:145–Abstr

25. Colombo M, Carnelli V, Gazengel C (1985) Transmission of Non-A and Non-B hepatitis by heat treated factor VIII concentrate. Lancet ii: 1–4
26. Colombo M, Morfini M, Mannuccii PM (1990) Virus inactivation in clotting factor concentrates. Transf Sci 11:43–49
27. Cornetta K (1992) Safety aspects of gene therapy. Brit J Haematol 80:421–426
28. Deeg HJ (1989) Transfusions with a tan. Transfusion 29:450–454
29. Dietrich SL, Mosley JW, Lusher JM (1990) Transmission of HIV-1 by dry heated clotting factor concentrates. Vox Sang 59:129–135
30. Dupont WD (1990) Power and sample size calculations. Controlled Clinical Trials 11:116–129
31. Eckstein R (1988) Bluttransfusion und Infektionskrankheiten. In: Fortbildungsprogramm Serologie/Immunologie 1988, Biotest, Berlin 5.5.1988, S. 1–47
32. Einarsson M, Perenius L, Cort S (1989) Heat inactivation of human immunodeficiency virus in solutions of antithrombin III. Transfusion 29:148–152
33. Emmons RW (1988) Ecology of Colorado tick fever. Ann Rev Microbiol 42: 49–64
34. Esmonde TFG, Will RG, Matthews WB (1993) Creutzfeldt-Jakob disease and blood transfusion. Lancet 341:205–207
35. Farber EM, Abel EA, Cox AJ (1983) Long term risks of psoralen and UV therapy for psoriasis. Arch Dermatol 119:426–431
36. Fields BN (1992) Hepatitis A Virus. In: Fields BN, Knipe DM (eds) Virology, Vol 1. Raven Press, New York, pp 631–667
37. Fratantoni JC, Prodouz KN, Horowitz MS (1990) Viral inactivation of blood products. Transfusion 30:480–481
38. Fricke WA, Lamb MA (1993) Viral safety of clotting factor concentrates. Sem Haemost Thromb 19:54–61
39. Gerritzen A (1992) Acute hepatitis in hemophiliacs. Lancet 340:1231–1232
40. Goldmann M (1991) Blood product associated bacterial sepsis. Transf Med Rev 5:73–83
41. Gomberts ED, Biasi R, Vreker R (1992) The impact of clotting factor concentrates on the immune system. Transfusion Med Rev 6:44–54
42. Gomberts E, Lundblad R, Adamson R (1992) The manufacturing process of recombinant factor VIII. Transfusion Med Rev 6:247–251
43. Green MS, Tsur S, Slepon R (1992) Sociodemographic factors and the declining prevalence of antihepatitis A antibodies in young adults in Israel. Int J Epidemiol 21:136–141
44. Gregersen JP, Hilfenhaus J, Lemp JF (1989) Heat inactivation of HIV-2. J Biol Standard 17:377–379
45. Growe GH, Poon M, Scarth I (1992) International Symposium on recombinant factor VIII. Transfusion Med Rev 6:137–145
46. Guertler L, Schramm W (1993) Infektionsgefährdung durch Blut oder Blutbestandteile. DMW 118:520–522
47. Harris JW (1992) Parvovirus B19 for the hematologist. Am J Hematol 39:119–130
48. Hiemstra H, Tersmette M, Vos AHV (1991) Inactivation of HIV by gamma radiation and its effect on plasma and coagulation factors. Transfusion 31:32–39
49. Horowitz B (1989) Investigations into the application of Tri(*n*-butyl)phosphate/detergent mixtures to blood derivatives. Curr Stud Hematol Blood Transf 56:83–96
50. Horowitz B, Wiebe M, Lippin A (1985) Inactivation of viruses in labile blood derivatives. Transfusion 25:516–527
51. Horowitz B, Piet MPJ, Prionce Am (1988) Inactivation of lipid enveloped viruses in labile blood derivatives by unsatturated fatty acids. Vox Sang 54:14–20
52. Horowitz MS, Horowitz B, Hilgartner MW (1988) Virus safety of S/D treated antihemophilic factor concentrate. Lancet ii: 186–188

53. Horowitz B, Williams B, Rywkin S (1991) Inactivation of viruses in blood with aluminium phthalocyanine derivatives. Transfusion 31:102–108
54. Hudson JB, Towers GN (1988) Antiviral properties of photosensitizers. Photochem Photobiol 48:289–296
55. Imbach P, Perret BA, Babington R et al. (1991) Safety of intravenous immunoglobulin praeparations. Vox Sang 61:240–243
56. Isaac BM (1992) The past and the future: recombinant factor VIII and the consumer. Transfusion Med Rev 6:280–283
57. Jilg W (1991) Aktive und passive Prävention der Virushepatitiden. Internist 32:249–255
58. Johnson BH, Johnson MA, Moore MA (1977) Psoralen – DNA photoreaction. Science 197:906–908
59. Katzenelson E, Kletter B, Shuval HI (1974) Inactivation kinetics of viruses and bacteria in water by use of ozone. J Am Water Works Ass 66:725–729
60. Kaufmann RJ (1992) Expression and structure – function properties of recombinant factor VIII. Transfusion Med Rev 6:235–246
61. Kim HC, McMillan CW, White GC, Saidi P (1992) Purified factor IX using monoclonal immunoaffinity techniques. Blood 79:568–575
62. Kitchen AD, Mann CF, Harrison JF (1989) Effect of gamma irradiation on the human immundeficiency virus and human coagulation proteins. Vox Sang 56: 223–229
63. Kiyosawa K, Sodeyama T, Alter HJ (1990) Interrelationship of blood transfusion, non-A, non-B hepatitis and hepatocellular carcinoma. Hepatology 12:671–675
64. Kleim JP, Bailly E, Schneweis KE, Brackmann HH (1990) Acute HIV-1 infection in patients with hemophilia B treated with β-propiolactone – UV – inactivated clotting factor. Thromb Hemostas 64:336–337
65. Kreuz W, Auerswald G (1992) Prevention of hepatitis C Virus infection in children with hemophilia A and B and von Willebrand's disease. Thromb Haemostas 67: 184
66. Kreuz W, Klarmann D, Auerswald G (1993) Absence of hepatitis A after treatment with pasteurized factor VIII concentrates in children with hemophilia A and von Willebrand disease. Lancet 341:446
67. Kurth R (1993) Infektionskrankheiten im Wandel. Die gelben Hefte 33:13–18
68. Lane RJM, Dick JPR, Belleroche J (1991) Glycine and neurodegenerative disease. Lancet 337:732–733
69. Lane RS (1983) Non-A, Non-B hepatitis from iv immunoglobulins. Lancet ii:974–975
70. Lever AML, Webszter ADB, Brown D (1994) Non-A, Non-B hepatitis occuring in a gammaglobulinemic patients after iv immunoglobulin. Lancet ii:1062–1064
71. Liemntani SA, Roth D, Furie BC (1993) Recombinant blood clotting factors for hemophilia therapy. Sem Thromb Haemost 19:62–72
72. Lin L, Wiesehahn GP, Morel PA (1989) Use of 8-methoxypsoralen and long wavelength uv radiation for decontamination of platelet concentrates. Blood 74: 517–529
73. Lusher JM, Salzman PM (1990) Viral safety and inhibitor development associated with factor VIII C ultra-purified from plasma in hemophiliacs previously unexposed to factor VIII C concentrates. Sem Hematol 27:1–7
74. Lusher JM, Arkin S, Abildgaard CF (1993) Recombinant factor VIII for the treatment of previously untreated patients with hemophilia A. NEJM 328:453–459
75. Lytle CD, Carney PG, Felten RP (1989) Inactivation and mutagenesis of herpes virus by photodynamic treatment with therapeutic dyes. Photoichem Photobiol 50:367–371
76. Majeed FA, Stuard JM, Cartwright KAV, Watson BE (1992) An outbreak of hepatitis A in gloucester, UK. Brit J Haematol 109:167–173

76a. Mannucci PM (1985) Anti LAV and Concentrate Consumption in Italian Hemophiliacs. Thromb Hemost 54:556
77. Mannucci PM (1992) Outbreak of hepatitis A among Italian patients with hemophilia. Lancet 339:819
78. Mannucci PM (1993) Clinical evaluation of viral safety of coagulation factor VIII and IX concentrates. Vox Sang 64:197–203
79. Mannucci PM, Colombo M (1988) Virucidal treatment of clotting factor concentrates. Lancet i:782–785
80. Mannucci PM, Zanetti AR, Colombo M (1988) Prospective study of hepatitis after factor VIII concentrate exposed to hot vapour. Brit J Hematol 68:427–430
81. Mannucci PM, Colombo M (1989) Revision of the protocol recommended for studies of safety from hepatitis of clotting factor concentrates. Thromb Haemostas 61:532–534
82. Mannucci PM, Zanetti AR, Colombo M (1990) Antibody to hepatitis C virus after a vapour heated factor VIII concentrate. Thromb Haemostas 64:232–234
83. Mannucci PM, Schimpf K, Aledort LM, Rivard GE (1992) Low risk of viral infection after administration of vapor heated factor VIII concentrate. Transfusion 32:134–138
84. Matthews JL, Newman JT, Songandares-Bernal F (1988) Photodynamic therapy of viral contaminants with potential for blood banking applications. Transfusion 28:81–83
85. McCullough J (1992) A new generation of blood components. Transfusion 32:299–301
86. McDonald M (1992) Primary and secondary ethical issues arising from the introduction of recombinant factor VIII. Transfusion Med Rev 6:271–276
87. Mollison PL, Engelfriet CP, Conreras M (1987) Blood transfusion in clinical Medicine. Blackwell Scientific Publications, Oxford
88. Morey AL, Nicolini U, Welch CR (1991) Parvovirus B19 infection and transient fetal hydrops. Lancet 337:496
89. Moroff G, Benade LE, Dabey M (1989) Use of photochemical procedures to inactivate viruses in platelet suspensions. Transfusion 29:15–Abst.
90. Neyndorff HC, Bartel DL, Tufaro F (1990) Development of a model to demonstrate photosensitizer mediated viral inactivation in blood. Transfusion 30:485–490
91. Nilsson IM, Berntrorp E, Ljung R (1990) Hepatitis C virus transmission by monoclonal antibody purified factor VIII concentrate. Lancet 335:1531–1532
92. Normann A, Graff J, Gerritzen A (1992) Detection of hepatitis A virus DNA in commercially available factor VIII preparations. Lancet 340:1232–1233
93. Ochs HD, Fischer SH, Virant FS (1985) Non-A, Non-B hepatitis and iv immunoglobulin. Lancet i:404–405
94. Oshiro LS, Dondero DV, Emmous RW (1978) The development of colorado tick fever virus within cells of the hematopoetic system. J Gen Virol 39:73–79
95. Peerlink K, Vermylen J (1993) Acute hepatitis A in patients with hemophilia. Lancet 341:179
96. Perdrau JR, Todd C (1933) The photodynamic action of methylene blue on certain viruses. Proc Roy Soc B 112:288–298
97. Piet MPJ, Chin S, Prince AM (1990) The use of TNBP detergent mixtures to inactivate hepatitis viruses and HIV in plasma. Transfusion 30:591–598
98. Pistello M, Ceccherini NL, Cecconi N et al. (1993) Hepatitis C virus seroprevalence in Italian hemophiliacs injected with virus inactivated concentrates: 5 year followup and correlation with antibodies to other viruses. J Med Virol 33:43–46
99. Piszkiewicz D, Sun CS, Tondreau SC (1989) Inactivation and removal of human immundeficiency virus in monoclonal purified antihemophilic factor. Thromb Res 55:627–634

100. Piszkiewicz D, Tondreau SC (1990) Inactivation of HIV-2 by solvent/detergent treatment. Transfusion 30: 192
101. Pollmann H, Binder M, Rockicka-Milewska R (1993) Virus safety results of a TNBP/Tween 80 – treated factor VIII – or IX concentrate in haemophilia treatment (PUP's study). 37th Ann Meeting GTH, Bad Gasstein 1993
102. Preiksaitis JK (1991) Indications for the use of cytomegalovirus – seronegative blood products. Transf Med Rev 5: 1–17
103. Preiss DU, Eberspächer B, Abdullah D, Rosner I (1991) Safety of vapour heated prothombin complex concentrate (PCC) Prothrombinplex S-TIM 4. Thromb Res 63: 651–659
104. Preiss D, Abdullah D, Eberspaecher B, Wilhelm K (1992) Safety of virusinactivated Antithrombin-III concentrate. Thromb Res 65: 677–686
105. Prince AM, Horowitz B, Horowitz MS (1987) The development of virus free labile blood derivatives. Eur J Epidemiol 3: 103–118
106. Prodouz KN, Fratantoni JC, Boone EJ (1987) Use of laser – uv inactivation of virus in blood products. Blood 70: 589–592
107. Prodouz KN, Fratantoni JC (1988) Inactivation of virus in blood products. Transfusion 28: 2–3
108. Roussel RH, Budinger MD, Pirofsky B (1991) Prospective study on the hepatitis safety of iv Immunoglobulin, pH 4.25. Vox Sang 60: 65–68
109. Review (1988) Ways to reduce the risk of transmission of viral infections by plasma and plasma products. Vox Sang 54: 228–245
110. Rubinstein AI, Rubinstein DB (1989) Thermal inactivation by sequential dry-heat treatments at sterilizing temperatures of factor VIII and factor IX concentrates to produce sterile concentrates. Vox Sang 57: 272
111. Scarraggi FA, Perrici A, Petronelli M et al. (1992) Prevalence of serum IgG antibodies against hepatitis A virus in Italian haemophiliacs. Lancet 339: 1486–1487
112. Schimpf K, Mannucci PM, Kreutz W (1987) Absence of hepatitis after treatment with a pasteurized factor VIII concentrate in patients with hemophilia and no previous transfusions. NEJM 316: 918–922
113. Seyfert UT, Hauck W, Wenzel E (1992) Verfahren zur Inaktivierung von Viren in Plasma und Plasmaderivaten. In: Hellstern P, Maurer C (Hrsg) Neue Entwicklungen in der Transfusionsmedizin. Springer, Berlin Heidelberg New York Tokyo, S. 19–34
114. Sieber F, Spivak JL, Sutcliffe AM (1984) Selective killing of leukemic cells by merocyanine 540 mediated photosensitization. Proc Natl Acad Sci 81: 7584–7587
115. Sieber F (1987) Yearly review: merocyanine 540. Photochem Photobiol 46: 1035–1042
116. Sieber F, Krueger GJ, o'Brien JM (1989) Inactivation of Friend erythroleukemia virus and Friend virus -transformed cells by merocyanin 540 mediated photosensitization. Blood 73: 345–350
117. Singer CRJ, Azim T, Sattentau Q (1988) Preliminary evaluation of phthalocyanine photosensitization for inactivation of viral pathogens in blood products. Br J Hematol 69: 111– Abstr.
118. Smith K (1992) Factor IX concentrates. Transfusion Med Rev 6: 124–136
119. Snipes W, Person S, Keller G (1977) Inactivation of lipid containing viruses by long chain alcohols. Antimicrob Agents Chemoth 11: 98–104
120. Snyder E, Beardsley D, Smith B (1989) Storage of platelet concentrates after UV irradiation. Blood 74: 179 – Abstr.
121. Stephan W (1988) Virusinaktivierung von Blutprodukten. In: Maass G (Hrsg) Virussicherheit von Blut, Plasma und Plasmaprodukten. Springer, Berlin Heidelberg New York Tokyo, S. 53–61
122. Stirling D, Ludlam CA (1993) Therapeutical concentrates for the treatment of congenital deficiencies of factor VII, XI and XIII. Sem Thromb Haemost 19: 48–53

123. Stuard JM, Majjeed FA, Begg NT (1992) Salivary antibody testing in a school outbreak of hepatitis A. Brit J Haematol 109:161–166
124. Temperly IJ (1992) Clotting factors and hepatitis A. Lancet 340:1466
125. Thoma KB, Mcgrath KM, Taylor M (1988) Effect of virucidal heat treatment on proteins in human factor VIII concentrates. Transfusion 28:8–13
126. Thompson A (1993) Factor IX concentrates for clinical use. Sem Thromb Haemost 19:25–36
127. Uemara Y, Yokoyama K, Nishida M, Suyama T (1989) Immunoglobulin preparations: safe from virus transmission? Vox Sang 57:1–3
128. Van der Zee J, Tijssen CK, Dubbelman TMAR (1987) The influence of ozone on human red blood cells. Biochem Biophys Acta 924:111–118
129. Vaughn JM, Chen YS, Lindburg K (1987) Inactivation of human and simian rotaviruses by ozone. Appl Environ Microbiol 53:2218–2221
130. Wagner KF, Mayers DL, Linette GP (1989) Effect of ozone on HIV in experimentally infected blood. CDC Aids Weekly Jan 30:17
131. Wagner SJ, Friedman LI, Dodd RY (1991) Approaches to the reduction of viral infectivity in cellular blood components and single donor plasma. Transfusion Medicine Reviews 5:18–32
132. Weiland O, Mattson L, Glaumann H (1986) Non-A, Non-B hepatitis after iv gammaglobulin. Lancet i:975–977
133. Williams B, Horowitz B, Geacintov N (1988) Inactivation of viruses in cellular blood products. Blood 72:287 – Abst.
134. Williams PE, Yap PL, Gillon J (1989) Transmission of Non-A, Non-B Hepatitis by pH 4 treated iv Immunoglobulin. Vox Sang 57:15–18
135. Winkelman L, Owen NE, Evans DR (1989) Severely heated therapeutic factor VIII concentrate of high specific activity. Vox Sang 57:97–103
136. Winslow RM (1993) Indications for and alternatives to homologous transfusion. Curr Opin Hematol 1:337–341
137. Yei S, Yu MW, Tankersley DL (1992) Partitioning of hepatitis C virus during Cohn-Oncley fractionation of plasma. Transfusion 32:824–8828
138. Zuck TF (1987) Greetings – a final look back with comments about a policy of a zero-risk blood supply. Transfusion 27:447–448

Sachverzeichnis